歯科衛生学シリーズ

人体の構造と機能2
生化学・
口腔生化学

一般社団法人
全国歯科衛生士教育協議会　監修

医歯薬出版株式会社

●執　筆（執筆順）

髙橋　信博	東北大学教授
小野寺晶子	東京歯科大学准教授
山越　康雄	鶴見大学歯学部教授
石崎　　明	岩手医科大学歯学部教授
池尾　　隆	大阪歯科大学歯学部主任教授
田村　正人	北海道大学名誉教授
宇田川信之	松本歯科大学歯学部教授
中村美どり	松本歯科大学歯学部教授

●編　集

髙橋　信博	東北大学教授
眞木　吉信	東京歯科大学名誉教授
石川　裕子	元千葉県立保健医療大学教授

This book is originally published in Japanese
under the title of :

SHIKAEISEIGAKU-SHIRĪTZU
JINTAINO KŌZŌ TO KINŌ 2
SEIKAGAKU-KŌKŪSEIKAGAKU
(The Science of Dental Hygiene：A Series of Textbooks
　-Structure and Function of the Human Body 2 - Biochemistry and Oral Biochemistry)

Edited by The Japan Association for Dental
Hygienists Education

© 2025　1st ed.

ISHIYAKU PUBLISHERS, INC.
　7-10, Honkomagome 1 chome, Bunkyo-ku,
　Tokyo 113-8612, Japan

『歯科衛生学シリーズ』の誕生―監修にあたって

　全国歯科衛生士教育協議会が監修を行ってきた歯科衛生士養成のための教科書のタイトルを，2022年度より，従来の『最新歯科衛生士教本』から『歯科衛生学シリーズ』に変更させていただくことになりました．2022年度は新たに改訂された教科書のみですが，2023年度からはすべての教科書のタイトルを『歯科衛生学シリーズ』とさせていただきます．

　その背景には，全国歯科衛生士教育協議会の2021年5月の総会で承認された「歯科衛生学の体系化」という歯科衛生士の教育および業務に関する大きな改革案の公開があります．この報告では，「口腔の健康を通して全身の健康の維持・増進をはかり，生活の質の向上に資するためのもの」を「歯科衛生」と定義し，この「歯科衛生」を理論と実践の両面から探求する学問が【歯科衛生学】であるとしました．【歯科衛生学】は基礎歯科衛生学・臨床歯科衛生学・社会歯科衛生学の3つの分野から構成されるとしています．

　また，これまでの教科書は『歯科衛生士教本』というような職種名がついたものであり，これではその職業の「業務マニュアル」を彷彿させると，看護分野など医療他職種からたびたび指摘されてきた経緯があります．さらに，現行の臨床系の教科書には「○○学」といった「学」の表記がないことから，歯科衛生士の教育には学問は必要ないのではと教育機関の講師の方から提言いただいたこともありました．

　「日本歯科衛生教育学会」など歯科衛生関連学会も設立され，教育年限も3年以上に引き上げられて，【歯科衛生学】の体系化も提案された今，自分自身の知識や経験が整理され，視野の広がりは臨床上の疑問を解くための指針ともなり，自分が実践してきた歯科保健・医療・福祉の正当性を検証することも可能となります．日常の身近な問題を見つけ，科学的思考によって自ら問題を解決する能力を養い，歯科衛生業務を展開していくことが，少子高齢化が続く令和の時代に求められています．

　科学的な根拠に裏付けられた歯科衛生業務のあり方を新しい『歯科衛生学シリーズ』で養い，生活者の健康に寄与できる歯科衛生士として社会に羽ばたいていただきたいと願っております．

2022年2月

一般社団法人　全国歯科衛生士教育協議会理事長
眞木吉信

発刊の辞

　歯科衛生士の教育が始まり70年余の経過を経た歯科衛生士の役割は，急激な高齢化や歯科医療の需要の変化とともに医科歯科連携が求められ，医科疾患の重症化予防，例えば糖尿病や誤嚥性肺炎の予防など，う蝕や歯周病といった歯科疾患予防の範囲にとどまらず，全身の健康を見据えた口腔健康管理へとその範囲が拡大しています．

　日本政府は，経済財政運営と改革の基本方針「骨太の方針」で，口腔の健康は全身の健康にもつながることから，生涯を通じた歯科健診の充実，入院患者や要介護者をはじめとする国民に対する口腔機能管理の推進，歯科口腔保健の充実や地域における医科歯科連携の構築，歯科保健医療の充実に取り組むなど，歯科関連事項を打ち出しており，2022年の現在においても継承されています．特に口腔衛生管理や口腔機能管理については，歯科口腔保健の充実，歯科医療専門職種間，医科歯科，介護・福祉関係機関との連携を推進し，歯科保健医療提供の構築と強化に取り組むことなどが明記され，徹底した予防投資や積極的な未病への介入が全身の健康につながることとして歯科衛生士の活躍が期待されています．

　歯科衛生士は，多くの医療系職種のなかでも予防を専門とする唯一の職種で，口腔疾患発症後はもちろんのこと，未病である健口のうちから介入することができ，予防から治療に至るまで，継続して人の生涯に寄り添うことができます．

　このような社会のニーズに対応するため歯科衛生学教育は，歯・口腔の歯科学に留まらず，保健・医療・福祉の広範囲にわたる知識を学ぶことが必要となってきました．

　歯科衛生学は「口腔の健康を通して全身の健康の維持・増進をはかり，生活の質の向上に資するためのものを『歯科衛生』と定義し，この『歯科衛生』を理論と実践の両面から探求する学問が歯科衛生学である」と定義されます．そこで歯科衛生士の学問は「歯科衛生学」であると明確にするために，これまでの『歯科衛生士教本』，『新歯科衛生士教本』，『最新歯科衛生士教本』としてきた教本のタイトルを一新し，『歯科衛生学シリーズ』とすることになりました．

　歯科衛生士として求められる基本的な資質・能力を備えるため『歯科衛生学シリーズ』は，プロフェッショナルとしての歯科衛生学の知識と技能を身につけ，保健・医療・福祉の協働，歯科衛生の質と安全管理，社会において貢献できる歯科衛生士，科学的研究や生涯にわたり学ぶ姿勢を修得する教科書として発刊されました．これからの新たな歯科衛生学教育のために，本書が広く活用され，歯科衛生学の発展・推進に寄与することを願っています．

本書の発刊にご執筆の労を賜った先生方はじめ，ご尽力いただいた医歯薬出版株式会社の皆様に厚く御礼申し上げ，発刊の辞といたします．

2022 年 2 月

歯科衛生学シリーズ編集委員会

高阪利美**	眞木吉信*	合場千佳子	石川裕子	犬飼順子
片岡あい子	遠藤圭子	佐藤　聡	白鳥たかみ	末瀬一彦
戸原　玄	畠中能子	前田健康	升井一朗	水上美樹
森崎市治郎	山田小枝子	山根　瞳	吉田直美	

(**編集委員長，*副編集委員長，五十音順，2024 年 1 月現在)

執筆の序

　本書，『歯科衛生学シリーズ　人体の構造と機能2　生化学・口腔生化学』は，これまでの『歯科衛生学シリーズ　人体の構造と機能2　栄養と代謝』に含まれていた「代謝」の部分を拡張・充実し，独立させた，新しい教科書である．

　歯科衛生士は口腔という食物の入り口から健康を考える専門職であり，職務の1つとして栄養指導を行うことから，従来，「栄養学」は独立した科目として教育されてきた．一方，「代謝」に代表される「生化学」は，栄養学（栄養指導）を学ぶための基礎知識として，栄養学のなかで学ぶことを想定されており，「歯科衛生士国家試験出題基準」においても，独立した科目とはなっていなかった．しかし近年になり，「生化学」は栄養学を学ぶ基盤として，さらに「口腔生化学」は食を支える口腔の機能や口腔で生じる疾患を学ぶ基盤として，これまで以上に厚く学ぶ必要性が高まっている．食物として摂取した栄養素を，私たちがどのように消化・吸収し，エネルギーを獲得したり，必要な物質を合成したりするのかを理解するためには，「生化学」の知識が必要であり，口腔に特徴的な形態や機能を理解するためには「口腔生化学」の知識が不可欠である．

　2010年，歯科衛生士の重要性の高まりと歯科衛生学教育の充実を目的に，全ての歯科衛生士教育課程の教育期間が2年から3年以上に拡大された．その後，約15年を経て，医療・保健・福祉における歯科衛生士の役割はますます大きくなり，歯科衛生士に求められる知識や技量はより高度化している．「生化学・口腔生化学」についても例外ではない．このような変化は，歯科衛生学教育に関わってきた幾多の先達が，歯科衛生学をより良いものとすべく不断の努力を惜しまなかった賜物でもある．

　このような背景のもと，2018年および2022年には，全国歯科衛生士教育協議会により「歯科衛生学教育コア・カリキュラム」の改訂が行われ，2018年度改訂版からは，専門基礎分野として「A．人体の構造と機能　2．人体の代謝と機能」および「B．歯・口腔の構造と機能　2．口腔の代謝と機能」が明記された．前者（A.2.）の一般目標として「人体の生命現象を分子レベルの化学反応から理解するために，人体の代謝と機能に関する基本的知識を習得する」ことが掲げられ，後者（B.2.）の一般目標として「口腔における生命現象を分子レベルの化学反応から理解するために，口腔における物質の代謝と機能に関する基本的知識を習得する」ことが掲げられている．まさに，前者は「生化学」に，後者は「口腔生化学」に相当し，「生化学・口腔生化学」がコア・カリキュラムにおける独立した科目となったことを示している．

　これらの状況を踏まえ，2023年10月，全国歯科衛生士教育協議会のもと，独立した科目として「生化学・口腔生化学」を学ぶための教科書を編集することが決まった．その後の複数回の編集会議を経て基本コンセプトが練られ，前出のコア・カリキュラムに則りながら，最新の知識をコンパクトに，かつ体系的に学べる教科書とす

ることとした.

　本教科書が，歯科衛生士を志す学生諸君にとってはもちろんのこと，第一線の歯科衛生士として活躍している方々の「学びの道標」となることを期待したい.

　末筆ながら，執筆者，編集委員，出版社担当者をはじめ，本教科書の執筆，編集等に関わった全ての皆様に，深甚より感謝申し上げ，執筆の序とする.

2024 年 11 月

編集委員　髙橋信博

歯科衛生学シリーズ CONTENTS

人体の構造と機能2
生化学・口腔生化学

序章　生化学・口腔生化学と歯科衛生士

❶ - 生化学・口腔生化学とは……………… 1

❷ - 歯科衛生士が生化学・口腔生化学を学ぶ
　　意義 …………………………………………… 2

❸ - 本書での学び方と他科目との関連 ……… 3

Ⅰ編　人体の代謝と機能

1章　人体の構成要素

❶ - 細胞の役割 ……………………………… 6
　1. 細胞の大きさと構造…………………… 6
　　1）細胞膜 …………………………………… 6
　　2）細胞小器官 …………………………… 7
　2. 情報伝達………………………………… 8
　3. 細胞の分化・増殖…………………… 9
　　COFFEE BREAK iPS 細胞の未来 …… 9
❷ - 人体における水 ……………………… 10
　1. 人体中の水の分布…………………… 10
　2. 水の性質……………………………… 10
　3. 水の解離と水素イオン濃度………… 11
　4. pH 尺度……………………………… 12
　5. 酸とアルカリ（塩基）……………… 12
　6. 緩衝作用と緩衝液…………………… 12
❸ - 人体構成成分の構造と種類 ………… 13
　1. 私たちの体を構成する成分………… 13
　2. 糖質の構造と種類…………………… 14
　　1）糖類の基本構造 …………………… 14
　　COFFEE BREAK 糖質の構造 ……… 15
　　2）糖類の種類 ………………………… 16
　3. 脂質の構造と種類…………………… 16
　4. タンパク質の構造と役割…………… 19
　5. ビタミン……………………………… 21
　6. ミネラル（無機質）………………… 22

2章　人体における化学反応

❶ - 消化と吸収 …………………………… 24
　1. 糖質の消化と吸収…………………… 25
　2. 脂質の消化と吸収…………………… 25
　3. タンパク質の消化と吸収…………… 25
❷ - 酸素の運搬と二酸化炭素の排出 …… 25
❸ - 代謝 …………………………………… 27
　1. 酵素の役割…………………………… 27
　2. エネルギー代謝とアデノシン三リン酸
　　（ATP）……………………………… 28

3章　糖質，脂質，タンパク質の代謝

❶ - 消化，吸収，代謝の全体像 ………… 29
　1. 糖質と脂質の代謝…………………… 29
　　COFFEE BREAK 酸化と還元 ……… 30
　2. タンパク質の代謝…………………… 31
　　COFFEE BREAK 名前にみる生化学研究
　　─解糖とクエン酸回路─ …………… 31
❷ - 糖質と脂質の代謝
　　─主要なエネルギー基質─ ………… 32
　1. 糖質の代謝とエネルギーの生成…… 32
　　1）解糖 ………………………………… 32
　　2）グリコーゲンの合成と分解 ……… 33
　　3）ペントースリン酸回路 …………… 33
　　4）ピルビン酸からのアセチル CoA の産生と
　　　クエン酸回路 ……………………… 33
　　5）電子伝達系 ………………………… 34

ix

6）糖質の代謝によって得られるエネルギー量 ………………………………… 35
7）糖の合成（糖新生）……………………… 36
2．脂質の代謝とエネルギーの生成………… 37
1）脂肪酸の代謝（β酸化）……………… 37
2）脂肪酸の酸化によって得られるエネルギー量 …………………………………… 38
3）脂肪酸の合成 ………………………… 38
❸ - タンパク質とアミノ酸の代謝
　　—多様な機能をもつ生体分子— ……… 39
1．タンパク質の消化，吸収とアミノ酸代謝の特徴 …………………………………… 39
2．アミノ酸の代謝……………………………… 40
1）脱アミノ反応 ………………………… 40
2）脱炭酸反応 …………………………… 41

4章　糖質，脂質，タンパク質代謝の相互関連

COFFEE BREAK ケトン体 …………………… 43

5章　遺伝子とタンパク質合成

❶ - DNA と遺伝子 ………………………… 44
1．DNA の基本構成単位 …………………… 44
2．DNA 二重らせんの形成 ………………… 44
3．遺伝子の役割：セントラルドグマ（遺伝情報の伝達）……………………… 45
❷ - 遺伝子の発現とタンパク質の合成 …… 46
1．RNA の合成：転写 ……………………… 46
2．タンパク質の合成：翻訳………………… 47

6章　人体における恒常性の維持

❶ - 恒常性（ホメオスタシス）とは ……… 49
1．血液の緩衝能…………………………… 49
2．血糖値…………………………………… 50
❷ - ホルモン系と自律神経系……………… 51

Ⅱ編　口腔の代謝と機能

1章　歯と歯周組織の生化学

❶ - 歯と歯周組織 …………………………… 54
❷ - 歯周組織の主要成分としての結合組織 55
1．結合組織の組成と機能………………… 55
2．線維状タンパク質……………………… 56
1）コラーゲン …………………………… 56
2）エラスチン …………………………… 57
3．プロテオグリカンとグリコサミノグリカン …………………………………… 58
1）プロテオグリカンとグリコサミノグリカンの構造と機能 ………………… 58
2）主なプロテオグリカン ……………… 58
4．接着性タンパク質……………………… 59
1）フィブロネクチン …………………… 60
2）ラミニン ……………………………… 60
5．非コラーゲン性タンパク質…………… 60
1）オステオカルシン …………………… 60
2）オステオポンチン …………………… 60

3）その他の非コラーゲン性タンパク質 …………………………………… 61
6．細胞外マトリックスの分解 …………… 61
❸ - 歯 ………………………………………… 61
1．歯の組成………………………………… 61
2．歯の無機成分 …………………………… 62
1）ヒドロキシアパタイト ……………… 62
2）カルシウムとリンの比 ……………… 63
3）その他の無機成分 …………………… 63
3．歯の有機成分…………………………… 65
1）エナメル質タンパク質 ……………… 65
2）象牙質とセメント質のタンパク質 … 66

2章　硬組織の生化学

❶ - 血清カルシウムの恒常性とその調節機構 …………………………………… 68
1．血清カルシウム濃度の恒常性………… 68
1）血清カルシウム濃度の恒常性の維持 68
2）血清カルシウム代謝調節器官 ……… 69

2. 血清カルシウム調節ホルモン……………… 70
　　1）カルシトニン ………………… 70
　　2）副甲状腺ホルモン ………………… 70
　　3）活性型ビタミンD ………………… 70
❷ - 骨形成と石灰化のメカニズム ………… 71
　1. 骨形成メカニズム…………………………… 71
　　1）未分化間葉系細胞から骨芽細胞と
　　　骨細胞への分化 ………… 71
　　2）骨芽細胞の特徴 ………………… 71
　　3）骨芽細胞の役割 ………… 72
　　4）骨細胞 ………………… 72
　2. 骨と歯を構成する無機成分と有機成分… 72
　　1）骨と歯を構成する成分 ………… 72
　　2）ヒドロキシアパタイトとは ……… 73
　　3）骨と象牙質の石灰化メカニズム … 74
　　4）エナメル質の石灰化メカニズム … 74
❸ - 骨吸収と骨リモデリング…………………… 74
　1. 骨吸収を担う破骨細胞………………… 74
　　1）破骨細胞の由来 ……… 74
　　2）破骨細胞の特徴 ……… 75
　　3）破骨細胞による骨吸収メカニズム … 75
　　4）破骨細胞の分化メカニズム ……… 76
　2. 骨リモデリング（骨の改造）…………… 76
❹ - 歯の脱灰と再石灰化……………………… 77
　1. 酸によるヒドロキシアパタイトの脱灰と
　　再石灰化……………………………………… 77
　　1）酸によるヒドロキシアパタイトの脱灰
　　　………………………………………… 77
　　2）ヒドロキシアパタイトの再石灰化 … 79
　2. キレート作用によるヒドロキシアパタイト
　　の脱灰…………………………………… 79

3章　唾液の生化学

❶ - 唾液の組成と機能 ……………………… 82
❷ - 唾液に含まれる無機質の組成と機能 … 83
❸ - 唾液に含まれる有機質の組成と機能 … 85
　　1）糖タンパク質とタンパク質 ……… 85
　　COFFEE BREAK 唾液で血液型を特定する … 85
　　2）酵素 ………………… 86
　　3）抗菌因子 ………………… 86
　　4）その他の低分子物質 ……………… 87

4章　プラークの生化学

❶ - プラーク ……………………………… 88
　1. プラークとバイオフィルム……………… 88
　2. 口腔バイオフィルム……………………… 89
　　1）歯肉縁上プラーク ……………… 89
　　2）歯肉縁下プラーク ……………… 90
　　3）舌苔 ………………… 90
　3. プラークの形成………………………… 90
　　1）ペリクルの形成 ……………… 90
　　2）プラークの形成 ……………… 91
　　COFFEE BREAK
　　バイオフィルムの構造と特徴 ……………… 92
❷ - プラークによるう蝕発生機構
　　―多因子性疾患としてのう蝕― ……… 93
　1. う蝕の特徴……………………………… 93
　2. う蝕の発生過程…………………………… 93
　　1）歯肉縁上プラークによる糖からの酸産生
　　　………………………………………… 93
　　2）Stephen カーブと歯表面の脱灰・再石灰
　　　化 ………………… 95
　　3）食生活とう蝕の発生 ……… 96
　3. う蝕の発生に影響する因子…………… 96
　　1）プラークのう蝕誘発能 ……………… 96
　　COFFEE BREAK
　　根面う蝕予防への新たな挑戦 ……………… 97
　　2）糖質 ………………… 100
　　3）唾液 ………………… 101
　　4）歯 ………………… 101
　　5）食生活 ………………… 102
　4. う蝕病因論の変遷―「Keyes の 3 つの輪」
　　から「歯の脱灰と再石灰化のバランス」へ
　　………………………………………… 103
　　COFFEE BREAK　う蝕と酸蝕症 ……… 103
　5. う蝕予防の考え方…………………… 104
　　1）ブラッシング ……………… 104
　　2）食生活の改善と代用甘味料の利用 … 105
　　COFFEE BREAK フェニルケトン尿症という
　　先天性代謝異常症………………………… 106
　　3）フッ化物の応用 ……………… 107
　　4）唾液分泌の促進 ……………… 108

xi

❸ - プラークによる歯周病発生機構 ……… 109
1. 細菌に由来する歯周組織傷害因子……… 109
　　1）タンパク質分解酵素 ………………… 109
　　2）リポ多糖（LPS）……………………… 110
　　3）代謝産物 ……………………………… 110
2. 生体防御機構と炎症反応…………………… 111
　　1）生体防御機構 ………………………… 111
　　2）炎症反応 ……………………………… 114

3. 歯周病の発生過程…………………………… 114
　　1）細菌の定着と侵入 …………………… 114
　　2）炎症反応による歯周組織の破壊 …… 116
　　3）歯槽骨の吸収 ………………………… 116
❹ - プラークや舌苔による口臭発生機構 … 116
❺ - プラークと歯石 ………………………… 117

索引 ………………………………………… 120

執筆分担

序章 ………………………………… 髙橋信博

Ⅰ編
1章
　　❶ ………………………………… 小野寺晶子
　　❷ ………………………………… 山越康雄
　　❸ ………………………………… 髙橋信博
2〜4章 ……………………………… 髙橋信博
5章 ………………………………… 石崎　明
6章 ………………………………… 池尾　隆

Ⅱ編
1章
　　❶❷ ……………………………… 田村正人
　　❸ ………………………………… 髙橋信博
2章
　　❶〜❸ ………宇田川信之・中村美どり
　　❹ ………………………………… 髙橋信博
3, 4章 ……………………………… 髙橋信博

序章 生化学・口腔生化学と歯科衛生士

到達目標

❶ 生化学・口腔生化学を学ぶ目的を説明できる.
❷ 生化学・口腔生化学を学ぶ意義を説明できる.
❸ 生化学・口腔生化学の学び方を説明できる.

1 生化学・口腔生化学とは

生化学は，生物を「多様な分子から構成されている生命体」ととらえ，その生命現象を「生物の内部や生物間で生じている化学反応」としてとらえようとする学問である．具体的にいえば，①生物を構成する糖質，脂質，タンパク質，核酸等の構造と機能を分子レベルで理解し，②これらの合成や分解に関わる化学反応（これを**代謝**という）を理解し，さらに，③これらの代謝を触媒する酵素や情報伝達物質の理解を通して，代謝の調節・制御を理解する学問である．

生化学の歴史は生物学のなかでは比較的新しい．生物学は，人体を構成する臓器や組織の形態を解明する解剖学や組織学，人体の機能を臓器や組織レベルで解明する生理学が先導してきたが，20世紀に入り，化学が生物学に応用されると，生物や生命現象を化学的に理解できるようになり，やがて生化学という学問が確立した．生命現象の理解において生化学はきわめて有効であり，生化学的手法を用いた学問領域はますます拡大している．生命現象は，生命体を構成する物質とその調節・制御のための情報によって規定され，これらはすべて化学的現象であることを考えれば，これはきわめて自然なことといえる．

口腔生化学は，生化学のうち口腔に関する領域である．具体的には，口腔を構成する物質の分子構造や機能を明らかにするとともに，口腔に共生する口腔微生物（マイクロバイオーム）の分子構造や機能を明らかにし，う蝕に代表される口腔疾患の発症機構の解明や予防法の基礎科学の確立を通して他の歯学基礎科目とともに歯科医療へ貢献し，口腔の健康を通して全身の健康と幸福な社会を目指すものと定義される．

❷ 歯科衛生士が生化学・口腔生化学を学ぶ意義

　歯科衛生学は医療・歯科医療の一翼を担う重要な学問分野であり，人体に関する広い知識をもつことが求められる．人体を構成する臓器や組織の形態を対象とする解剖学や組織学，その機能を組織レベルで扱う生理学，そして本書が対象とする生化学では人体の形態と機能を総合的に理解し，さらに，薬理学，微生物学，病理学等疾患や治療の基礎を理解する（図）．これらの基礎歯科衛生学科目では，さらに口腔の特徴を詳しく学び，それぞれの科目の前に「口腔」や「歯科」等の語を付加することで，それを体現している．すでに述べたように，口腔生化学はその1つであり，これら全身と口腔の基礎歯科衛生学科目を基盤として，最終的に臨床歯科衛生学，社会歯科衛生学の各科目を学ぶことになる．

　歯科衛生士を目指す諸君は，生化学で人体を構成する分子やその機能について学

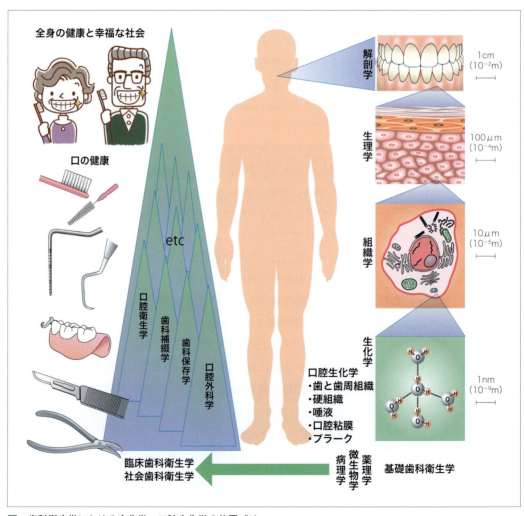

図　歯科衛生学における生化学・口腔生化学の位置づけ

び，口腔生化学で口腔に特徴的な分子やその機能を学ぶことになる．口腔は消化管の入り口として他の人体器官にはない特徴を持ち，口腔生化学では，その特徴を十分に包含した内容を学ぶことが重要である．歯という組織が体内から体外に貫いて存在し，他の口腔組織とともに食や発語等の多様な機能を有していることは，口腔の大きな特徴の1つである．そこでは，歯科の二大疾患であるう蝕と歯周病が発症する．

う蝕も歯周病も，口腔に共生する微生物叢（プラーク）によって引き起こされる疾患である．したがって，口腔に加えて，口腔微生物叢（プラーク）の機能を生化学的に理解し，両者の相互作用を把握しておきたい．特に，歯科衛生学を学ぶ者にとって，これらの疾患の予防のためには，疾患の発症機構を理解することがきわめて重要である．

③ 本書での学び方と他科目との関連

本書は生化学（Ⅰ編）と口腔生化学（Ⅱ編）からなる．Ⅰ編1章の前半で生化学の基盤となる解剖学，組織学，物理化学を簡単に振り返った後，人体を構成する成分について学ぶ．続く2章では人体における化学反応（代謝）の全体像を，3，4章ではそのなかでも重要な栄養素である糖質，脂質，タンパク質の代謝の全体像およびその詳細や相互関連について学ぶ．5章では遺伝子とタンパク質合成について学び，6章では人体における恒常性について学ぶ．

Ⅱ編では，1章で歯と歯周組織，2章で硬組織，3章で唾液，4章でプラークと，歯学に特徴的な事項を学ぶ．いずれも，歯科医療の特徴に即した内容となっており，その詳細を学ぶことで，Ⅰ編で学んだ人体全体の生化学という土台の上に，歯科衛生士として必要な専門性の高い口腔生化学を構築することができる．特に4章では，プラーク全般についてう蝕と歯周病の臨床に直結するよう詳細に記載し，臨床科目を学びながら，再度，学ぶことを可能としている．

生化学・口腔生化学は歯学や歯科衛生学を構成する重要な科目の1つであると同時に，さまざまな学問と密接に関連する．医学や栄養学はその代表である．とくに栄養学は，食品やその成分である栄養素がどのように人体の中で利用され，人体の健康に影響するかを明らかにする学問であり，歯科衛生学にも独立した科目として含まれている．人体における栄養素の利用とは，基本的に生化学・口腔生化学で学ぶ代謝であり，本書で学んだ知識を活かして，栄養学を学ぶことが重要となる．

編

人体の代謝と機能

1章 人体の構成要素

到達目標

❶ 生命の基本である細胞の構造や細胞小器官の働きを説明できる.
❷ 人体の反応に必要な水の働きを説明できる.
❸ 人体構成成分の構造と種類について説明できる.

　人体の基本的な構成要素は細胞であり，細胞は生命の基本単位ともいえる．細胞内にはさまざまな機能をもつ細胞小器官があり，細胞が正常に機能するために不可欠である．人体の構成成分として，水は私たちの生命活動に不可欠な物質であり，成人の人体に占める水の量は体重の約60～70％に達し，その特異的な物理化学的性質によって，多様で重要な役割を果たしている．水に加え，糖質，脂質，タンパク質，核酸，ビタミン，ミネラルがある．本章では，細胞の役割，水の役割，そして核酸以外の人体構成成分の構造と種類について学ぶ．

❶ 細胞の役割

＊細胞
1665年, Hookeは, 顕微鏡で観察したコルクの薄片に規則的な配列の小さい区画を発見し,「細胞（Cell）」と名付けました. その後, SchleidenとSchwannの研究から, 細胞はすべての生物の構成単位であるという考え方が確立されました.

　細胞＊は生物における基本的な構成単位として存在する．肝臓，皮膚，心臓等の体を構成する組織は，この基本構造である細胞が集まってつくられており，生物の体全体は数兆個の細胞で構成されている．細胞とその中に存在する細胞小器官は「体の構造をつくる」「栄養素からエネルギーに変換する」「動きを与える」等さまざまな機能をもち，体の働きを支持している．

1. 細胞の大きさと構造

　細胞は種類によって大きさと形態が異なる．大きさは通常，数 μm から数十 μm 程度，動物の場合，形態は球形，立方体，円柱形等それぞれの機能に適した大きさと形をしており，細胞膜によって囲まれている．細胞内には細胞小器官とよばれるさまざまな構造物が認められる．細胞膜内部を**細胞質**とよび，細胞小器官以外の部分を**細胞質基質**という．

＊糖鎖
単糖がグリコシド結合（p.17参照）で結合した鎖上の構造物のことです.

1）細胞膜（図Ⅰ-1-1）

　細胞膜は外部と細胞内部との境界をつくるリン脂質の膜である．この膜は二重で構成されることから**リン脂質二重層**といわれる．膜にはコレステロール，糖鎖＊を

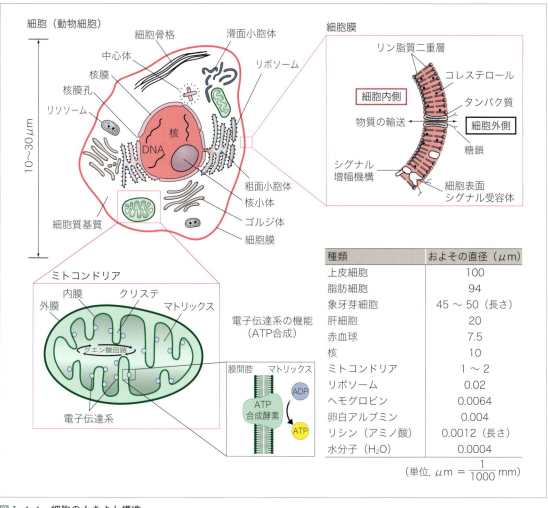

図Ⅰ-1-1 細胞の大きさと構造

もつタンパク質等が埋め込まれており，細胞外との物質の輸送や情報伝達（シグナル伝達），エネルギーの交換等を行う装置としての機能を備えている．

2）細胞小器官（図Ⅰ-1-1）

細胞内部の細胞質には細胞小器官といわれる器官が存在する．細胞小器官はリン脂質二重層で構成される生体膜で覆われ，さまざまな形態をとっており，以下のような構造物が存在する．

(1) 核

核膜（生体膜）によって細胞質から隔てられている．核内には，遺伝情報を担う**デオキシリボ核酸** deoxyribonucleic acid（DNA）がヒストンタンパク質と結合した**染色体**が存在する．細胞分裂の際，染色体は有糸分裂し，遺伝情報を分裂した細胞（娘細胞）に伝える．ヒトの染色体は23対46本であり，そのうち常染色体は22対44本，性染色体が1対2本でXY型（男性）またはXX型（女性）を呈して

おり，性別の決定に寄与している．また，核内にはリボソーム RNA ribosome ribonucleic acid (rRNA) の転写を行う**核小体**をもつ．

（2）ミトコンドリア

内膜と外膜の2枚の膜からなる球状もしくは円筒状の細胞小器官である．エネルギー産生にとって重要な代謝系であるクエン酸回路と電子伝達系が生じる場である．これらの代謝系で効率よく**アデノシン三リン酸** adenosine triphosphate (ATP) の生成を行う「エネルギー産生の中心」である．クエン酸回路はミトコンドリアの内部（**マトリックス**）で，電子伝達系は内膜に存在する**クリステ**というヒダ状の突起上で進む．ミトコンドリアには核とは別の独自の DNA（ミトコンドリア DNA，mtDNA）が存在する．

（3）リボソーム

小さな粒子状の構造物で，タンパク質を合成する場となる機能をもつ．核から送られた**メッセンジャー RNA** (mRNA) の情報に従い，**トランスファー RNA** (tRNA) が運んできたアミノ酸を配列し，タンパク質を合成する（mRNAの翻訳，**p.47参照**）．

（4）小胞体

細胞質基質に広がる袋状の構造物である．膜表面にリボソームが付着している粗面小胞体と，付着していない滑面小胞体がある．粗面小胞体は，リボソームで合成されたタンパク質に化学的な修飾を行う．滑面小胞体はステロイド，コレステロール等の合成，カルシウム貯蔵等の機能をもつ．

（5）ゴルジ体

生体膜でできた扁平な袋状の構造が重層化した構造物で，核の近くに存在していることが多い．粗面小胞体から送り出されたタンパク質は，ゴルジ体でリン酸化や糖の修飾（添加）を受け，糖タンパク質として完成する．修飾を受けたタンパク質は，分泌顆粒という小胞に包まれて細胞膜を通り，細胞外に分泌される．

（6）リソソーム

生体膜で囲まれている小胞である．細胞内の不要物質を消化（分解）する働きをもつ．小胞内にはさまざまな加水分解酵素を含み，酸性条件下で細胞内外の不要物質の消化（分解）が行われる．

（7）中心体

チューブのような2つの円筒形が合わさった構造をしている．細胞分裂の際に染色体を分離し，新しくできた細胞に染色体を移動させる．

（8）細胞骨格

細胞質中には細胞骨格といわれる繊維状の構造体が張りめぐらされている．細胞の運動，形態維持および分裂，輸送，情報伝達等に働く．

2. 情報伝達 （図I-1-2）

各組織ではその組織を構成する細胞間で情報伝達を行い，お互いを調節しながら

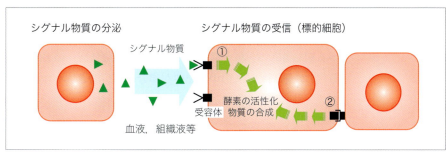

図Ⅰ-1-2　細胞のシグナル物質とシグナル受容体

周囲と調和した機能を発揮する．細胞はさまざまな化学物質を**シグナル物質**として放出し，そのシグナル物質に特異的な受容体をもつ細胞は，シグナル物質を受信して反応する．

シグナル物質としては，ヒスタミン等の化学物質，ホルモン＊，神経伝達物質（ノルアドレナリン，アセチルコリン等）があり，その多くは血液や組織中に放出され，目的とする細胞（**標的細胞**）に届けられる（①）．また近接する細胞から直接的に標的細胞に作用する場合もある（②）．標的細胞では受け取ったシグナルを段階的に増幅し，酵素の活性化や必要な物質の合成を行う．

＊ホルモン
代表的なシグナル物質であり，血液によって標的細胞に届けられます．この方法は「内分泌」とよばれ，離れたところに広くシグナルを送ることに優れます．

3. 細胞の分化・増殖

ヒトのような多細胞生物は，1個の受精卵が細胞分裂により多細胞となる．多細胞となった個々の細胞が独自の形態や機能をもつ別の細胞（神経細胞，エナメル芽細胞，筋細胞等）になることを**細胞分化**という．分化した細胞はその組織に必要な機能をもち，各組織に特化した性質をもつようになる．

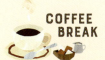

COFFEE BREAK　iPS細胞の未来

もし分化した細胞を分化する前の状態にリセットできれば，その細胞は，体のすべての部分をつくり出す能力をもつ受精卵と同じになります．山中伸弥教授は，2007年，世界で初めて，ヒトの皮膚や血液等の体細胞にわずかな因子を入れることで，さまざまな組織や臓器の細胞に分化・増殖する能力をもつ細胞をつくることに成功しました．この細胞は人工多能性幹細胞 induced pluripotent stem cell とよばれ，山中教授は英語の頭文字をとって「iPS細胞」と名付けました．この技術によって，将来，病気やけがで失われた体の組織や臓器を自分自身の体細胞を用いて再生することが可能となり，多くの患者さんに希望を与えています．2012年，山中教授はノーベル生理学・医学賞を受賞しました．

分化後の細胞のなかには，神経細胞や心筋細胞のようにそれ以上，細胞分裂による増殖をしないものや，皮膚上皮細胞のように生涯にわたって分裂・増殖を行っている細胞もある．体を構成するすべての細胞は同一のDNA（遺伝情報）をもつが，分化した細胞ではその中で必要な部分のみが働き，その細胞に必要なタンパク質を合成（翻訳）する．

② 人体における水

「生命は水の中で生まれた」といわれるように，水は私たちの生命活動に不可欠な物質である．われわれは日常ごくあたりまえに水を摂取しているが，ここでは生命維持に必要な水の性質を学ぶ．

1. 人体中の水の分布

成人の人体に占める水の量は体重の約60〜70％であり，生体物質中で最も割合が高い組成である．たとえば体重70kgのヒトの水分量は細胞外液で約18L，細胞内液で約30Lで，計48Lとなり，体重の約70％が水分で占められていることになる．

水分の供給は一般に飲食物で行われるが，この水とは別に，Ⅰ編3章で学ぶように私たちの体内でも水が作られ，摂取されている．その一方で，成人は健康状態であるとき，1日約2.5Lの水を消費している．約1.5L/日は尿として排泄され，残りは体温調節等を目的に呼気や皮膚から水分が喪失（約0.9L/日）するため，水は生体から常に失われている．したがって，失われた水を常に補充することが，生命維持のためには不可欠である．

2. 水の性質

*気化熱
液体を気体に変化させるために必要な熱のことで，蒸発熱ともいいます．

*比熱
ある物質1gの温度を1℃上昇させるのに必要な熱量をいいます．水1gを1気圧のもとで14.5℃から15.5℃まで上昇させる熱量は1カロリー（cal）で，水の比熱は1cal/g・℃と計算されます．1calは，国際単位であるジュール（J）では4.84Jに相当します．

水は水素原子2つと酸素原子1つからなる化合物で，表Ⅰ-1-1に示したような性質を示す．これらの諸性質は，以下に述べる水分子の化学構造によるものである．

表Ⅰ-1-1　水の諸性質

分　子　式	H_2O
分　子　量	18.015
沸　　　点	100℃（1気圧）
融　　　点	0℃（1気圧）
気　化　熱*	2,442kJ/kg（25℃）
比　　　熱*	1cal/g
密　　　度	1.000g/cm³（3.945℃）

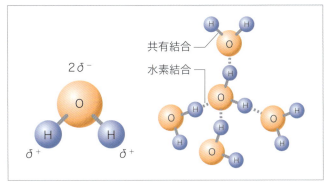

図Ⅰ-1-3 水の双極子（左図）と水分子間の結合（右図）

表Ⅰ-1-2 水と有機化合物の沸点，融点，気化熱の比較

物質名	分子式	沸点(℃)	融点(℃)	気化熱(kJ/kg)
水	H_2O	100	0	2,442
メタノール	CH_3OH	65	−98	1,100
エタノール	C_2H_5OH	78	−117	838
アセトン	CH_3COCH_3	56	−95	500

(1) 双極子と水素結合

水分子（H-O-H）の電子の分布には偏り（**極性**）があり，酸素原子がやや負（$2\delta^-$）に，水素原子がやや正（δ^+）に荷電した双極子＊を形成する．そのため，水分子は，互いが静電気力で引き合い，水素結合を形成する（図Ⅰ-1-3）．

(2) 高い沸点，融点，気化熱

水と有機化合物の沸点，融点，気化熱の比較をすると，表Ⅰ-1-2に示すように，メタノールやエタノールも水素結合を有するが，水のように極性は強くない．さらにアセトンは極性は強いが，水のような水素結合を自分同士で形成できない．このように，極性と水素結合の両方を兼ね備えた水は，各分子が水素結合により相互の分子間で引力を及ぼし合っている結果，他の有機化合物よりも高い沸点，融点，気化熱を有する．

> ＊双極子
> 同じ大きさの正負の性質を有するものを双極子といいます．水分子は同じ大きさのプラス電荷（δ^+が2つ）とマイナス電荷（$2\delta^-$が1つ）を有する双極子です．ここでδは，電荷が空間的にごくわずかに分布していることを示す，「微小な変化」を意味します．

3．水の解離と水素イオン濃度

水に存在するイオンは，水素イオン（H^+）と水酸化物イオン（OH^-）のみで，水溶液中ではわずかに解離（電離）している．

$$H_2O \rightleftharpoons H^+ + OH^-$$

水素イオンの濃度（$[H^+]$で表される）と水酸化物イオンの濃度（$[OH^-]$で表される）の積を水のイオン積（Kw）という．

25℃における Kw は，次のように常に $1.0×10^{-14}\,M^2$ である．

$$Kw=[H^+][OH^-]=1.0×10^{-14}\,M^2\ (Mはモル濃度を表す)$$

純粋な水（純水）では，$[H^+]$ と $[OH^-]$ は等しく，$[H^+]=[OH^-]=1.0×10^{-7}$ M になる．ここで，水溶液中の $[H^+]$ が $1.0×10^{-7}$ M のときは**中性溶液**（$[H^+]=1.0×10^{-7}$ M），それよりも高いときは**酸性溶液**（$[H^+]>1.0×10^{-7}$ M），低いときは**アルカリ性（塩基性）溶液**（$[H^+]<1.0×10^{-7}$ M）という．

4. pH 尺度

＊常用対数
底を 10 とする対数で，A という値が 10 の何乗かを表したものになります．

pH（potential of hydrogen）は水溶液中の水素イオン $[H^+]$ 濃度の逆数を常用対数＊で表したもので，上記中性溶液の場合は，$pH=-\log_{10}[H^+]=-\log_{10}[1.0×10^{-7}]=7$ になる．すなわち，pH は 7 が**中性**（pH＝7），7 より小さいと**酸性**（pH<7），大きいと**アルカリ性**（pH>7）という表現になる．

5. 酸とアルカリ（塩基）

生化学を学ぶうえで確実に覚えておいてもらいたいことは，H^+ を放出する物質を「**酸**」，OH^- を放出する物質を「**アルカリ（塩基）**」とよぶことである．たとえば次に示すように口腔内細菌が糖質を代謝して産生する乳酸，ギ酸，酢酸等は，水溶液中では H^+ を放出するので「酸」であり，水酸化ナトリウムやアンモニアは OH^- を放出するのでアルカリである．

乳酸 $\quad\quad\quad CH_3CH(OH)COOH \rightleftharpoons H^+ + CH_3CH(OH)COO^-$
ギ酸 $\quad\quad\quad HCOOH \rightleftharpoons H^+ + HCOO^-$
酢酸 $\quad\quad\quad CH_3COOH \rightleftharpoons H^+ + CH_3COO^-$
アンモニア $\quad NH_3 + H_2O \rightleftharpoons OH^- + NH_4^+$

6. 緩衝作用と緩衝液

＊酸性物質
口腔内細菌が産生する酸（乳酸，ギ酸，酢酸）や清涼飲料水（コーラ，果汁ジュース，スポーツ飲料）等の酸性物質の多くは，酸性 pH 領域において緩衝作用をもつ緩衝液で，酸性環境を保とうとする力が強いです．

緩衝作用とは，外界からある程度の酸や塩基が侵入しても pH が一定範囲に保たれる作用のことをいい，生体液は，中性 pH 領域において，この作用をもつ緩衝液である．

たとえば，表Ⅰ-1-3 に示したように，唾液の pH は 5.6〜7.0 に保たれている．一方，われわれが日常摂取する清涼飲料水は，ほとんどが酸性物質＊であり，また，上述したように口腔内細菌は乳酸，ギ酸，酢酸等の酸を産生する．この環境では口腔内（プラーク中）の pH は酸性に傾くことになる．ここで重要なことは，プラーク中の

表 I-1-3　各種人体液および清涼飲料水等の pH

血液	7.35〜7.45	尿	4.5〜7.5	緑茶	6.0
唾液	6.7〜7.5	牛乳	6.5〜6.7	果汁ジュース	2.0〜4.0
胃液	1.0〜2.0	酢	3.0	スポーツ飲料	3.5

pH が 5.5 以下に低下するとエナメル質が溶け始め（臨界 pH, p.95 参照），う蝕になるリスクが高まるということである．それに対抗し，次の式に示すように唾液に存在する重炭酸イオン（HCO_3^-）が酸（H^+）を中和することで pH の低下を防いでいる．

$$H^+（酸）+HCO_3^-（重炭酸イオン）\longrightarrow H_2CO_3（炭酸）\longrightarrow CO_2+H_2O$$

このように酸が口腔内に産生され，pH が一時的に低下したとしても唾液の炭酸-重炭酸系の緩衝作用により，pH は再び正常範囲に回復して常に一定範囲に保たれることになる．しかし，この緩衝作用を超えて口腔内細菌による酸産生が続くと，歯表面が溶け出してう蝕となる．唾液の作用やう蝕発生過程の詳細については II 編2〜4 章で学ぶ．

なお，I 編 6 章で学ぶが，血液においても炭酸-重炭酸系，リン酸系，ヘモグロビンによる緩衝作用が行われている．

❸ 人体構成成分の構造と種類*

🔗 Link

『栄養学』
2 章

1. 私たちの体を構成する成分

私たちの体を構成する成分は，糖質，脂質，タンパク質，核酸，ミネラル（無機質），水に大別される．私たちは，これら人体構成成分を外界から栄養素として取り入れなければならない．糖質，脂質，タンパク質を**三大栄養素**とよび，これにミネラルとビタミンを加えて**五大栄養素**という（図 I-1-4）．

食物として取り入れた栄養素は，そのまま体の構成成分になるのでなく，いったん消化管で消化・分解された後，消化管から吸収され，私たちの体に必要な人体構成成分に再構築（合成）される．糖質は糖質から，脂質は脂質から，タンパク質はタンパク質から合成されることが多いが，すべてそうとは限らない．甘いものを食べすぎると太るということは，糖質から脂質が合成されるというわかりやすい例である．

さらに，人体構成成分の一部，特に糖質と脂質は，細胞内で分解されて私たちの活動に必要なエネルギーをつくり出す．エネルギーは私たちの生命を維持するために不可欠であると同時に，体に必要な物質の合成にも必要となる．

人体内の化学反応の多くは水溶液中で行われるため，水は必須である．このため，水を五大栄養素に続く 6 番目の栄養素としてとらえることがある．

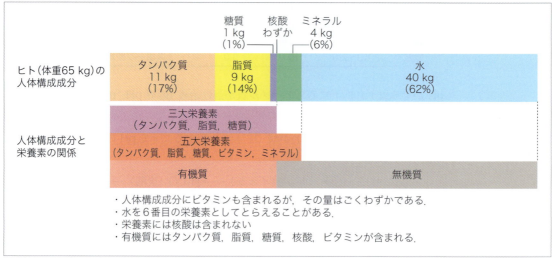

図Ⅰ-1-4　人体構成成分と栄養素の関係

　消化，分解，合成等の化学反応は，**酵素**が作用して進行する．酵素による化学反応の多くは，ビタミンやミネラルの助けを借りることで効率よく進む．酵素はタンパク質からできているうえに，酵素の種類は生物によって少しずつ異なるため，私たちの体に必要な酵素は自ら合成しなければならない．必要な酵素を含むタンパク質の設計図は，すべて核酸（遺伝子）に記録されている．ミネラルは，酵素を助ける作用に加え，骨，歯といった硬組織に代表される人体組織の構成成分となる等，多彩な役割をもつ．

　消化・吸収からエネルギー産生の化学反応についてはⅠ編2章およびⅠ編3章②で，タンパク質の代謝・合成についてはⅠ編3章③および5章で学ぶ．硬組織についてはⅡ編1章，2章で学ぶ．

2. 糖質の構造と種類

1) 糖類の基本構造

　糖質は炭素の水和物，すなわち $C_m(H_2O)_n$ という化学組成をとることから，炭水化物ともよばれる．**D-グルコース**（ブドウ糖）や **D-フルクトース***（果糖）は代表的な糖質である．糖質のもつホルミル基やカルボニル基は，5位の炭素のヒドロキシ基（−OH）と反応しやすく，結合することで鎖状構造から環状構造に変わる．さらに，環状構造は，グルコースの1位あるいはフルクトースの2位の炭素へのヒドロキシ基の結合の仕方によって，α型とβ型になる（図Ⅰ-1-5）．

　D-グルコースのように，単独の糖質を**単糖**という．単糖はグリコシド結合という脱水結合により互いに結合することができる．単糖が2分子結合したものを**二糖**，多数結合したものを**多糖**という（図Ⅰ-1-6）．また，単糖が複数分子結合したものを**オリゴ糖***ということがある．

* **D-グルコースと D-フルクトース**
鎖状構造のグルコースやフルクトース（図Ⅰ-1-5）において，下から2番目の炭素（C⁵）の右側にヒドロキシ基（−OH）が結合している構造をD体といい，これとは反対の左側にヒドロキシ基が結合したものをL体といいます．私たちは主にD体の糖を利用して生きています．

* **オリゴ糖**
2～10程度の単糖分子が結合した少糖類を指しますが，一般的には3分子以上の場合に「オリゴ糖」ということが多いです．

図Ⅰ-1-5 D-グルコース（ブドウ糖）とD-フルクトース（果糖）の鎖状構造と環状構造

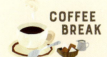

COFFEE BREAK 糖質の構造

　糖質を構成する炭素には図Ⅰ-1-5のように番号が付されています．そのため，グリコシド結合する糖質の種類と結合部位の炭素の番号を示すことで，図Ⅰ-1-6のように実際の結合状況を明確に伝えることができます．

　スクロース（ショ糖）では，α-グルコースの1位の炭素からβ-フルクトースの2位の炭素へグリコシド結合の腕が伸びていることから，「α1→β2結合」と表現します．

　また，結合を意味する「→」は「,」で表すこともでき，「α1, β2結合」と表記することもあります．

　なお，マルトース（麦芽糖）やラクトース（乳糖）は，それぞれα1→4結合，β1→4結合と表記します．これは，グルコースの4位の炭素に結合するヒドロキシ基（-OH）にはα型，β型は存在しないためで，このグルコースの1位の炭素のヒドロキシ基は，鎖状構造を経て，α型にもβ型にもなることができます．

2) 糖類の種類

スクロース（ショ糖）は，α-グルコースの1位の炭素とβ-フルクトースの2位の炭素がグリコシド結合（$\alpha1 \rightarrow \beta2$ 結合）した二糖である．同様に，**マルトース（麦芽糖）**はα-グルコースの1位の炭素と4位の炭素がグリコシド結合（$\alpha1 \rightarrow 4$ 結合）した二糖，**ラクトース（乳糖）**はβ-ガラクトースの1位の炭素とα-またはβ-グルコースの4位の炭素がグリコシド結合（$\beta1 \rightarrow 4$ 結合）した二糖である（図 I -1-6）．

デンプンは米，麦，ジャガイモ，トウモロコシという日常私たちが摂取する多糖である．その主成分は，α-グルコースがグリコシド結合（$\alpha1 \rightarrow 4$ 結合）した**アミロース**と，$\alpha1 \rightarrow 4$ 結合から枝分かれした$\alpha1 \rightarrow 6$ 結合をもつ**アミロペクチン**からなる．アミロースは200〜1,000個の，アミロペクチンは5,000〜数万個のα-グルコースからなる巨大分子である．私たちが体に蓄える**グリコーゲン** glycogen は，デンプンのアミロペクチンと類似した構造をもつα-グルコースの多糖である．

一方，植物繊維の主成分である**セルロース**は，β-グルコースが$\beta1 \rightarrow 4$ 結合した多糖である．私たちは，デンプンやグリコーゲンを酵素で分解してグルコースとして利用できるが，セルロースの分解酵素をもたないため，セルロースを構成するグルコースは利用できない（図 I -1-6）．

3. 脂質の構造と種類

脂質とは，水に溶けにくく（疎水性），油や有機溶媒であるエーテル，クロロホルム，ベンゼン等に溶ける（脂溶性）有機質*である．単純脂質，複合脂質，誘導脂質に大別される．

(1) 単純脂質

単純脂質の多くは，人体内に貯蔵されてエネルギー供給源となる**中性脂肪（トリグリセリド）**であり，**グリセロール**（グリセリン）に各種脂肪酸が結合した構造をもつ．食品中の主な脂質成分でもある（図 I -1-7）．

脂肪酸には，**飽和脂肪酸**と**不飽和脂肪酸**がある．飽和脂肪酸は，パルミチン酸のように炭化水素部分〔$-(CH_2)_{14}CH_3$〕の炭素はすべて単結合で結合され，水素が十分結合している（飽和している）．一方，不飽和脂肪酸は，オレイン酸のように炭化水素部分の一部に二重結合で結合された炭素があり，その部分への水素の結合は不足している（不飽和である）（図 I -1-7）．

不飽和脂肪酸の一部は，私たちの体内で合成できない．食事から摂取しなければならない不飽和脂肪酸であるリノール酸，α-リノレン酸，アラキドン酸*を**必須脂肪酸**という．

(2) 複合脂質

複合脂質は，グリセロールに，脂肪酸の他，リン酸，糖，コリン，アミノ酸，タンパク質等が結合したもので，リン脂質や糖脂質とよばれる．

＊有機質と無機質

有機質は炭素を含む人体構成物質であり，糖質，脂質，タンパク質等，ほとんどの人体構成物質は有機質に含まれます．一方，炭素を含まない物質を無機質といいます．なお，二酸化炭素（CO_2）やダイヤモンド（C）等は炭素を含んでいますが，慣例として有機質に含めません．

＊アラキドン酸

リノール酸から産生することができますが，産生量が少ないために必須脂肪酸とされています．

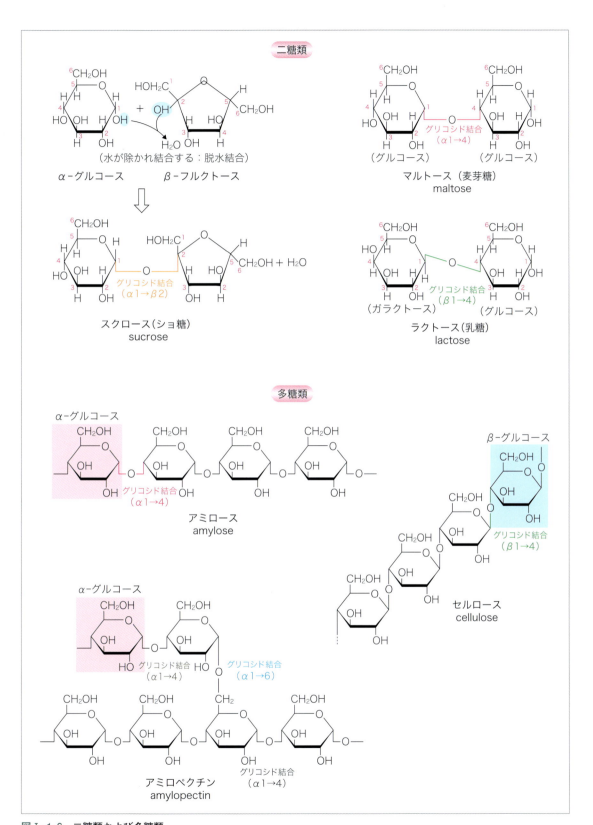

図Ⅰ-1-6 二糖類および多糖類
※多糖類については，炭素原子（C）の一部に加え，水素原子（H）の一部も省略した．

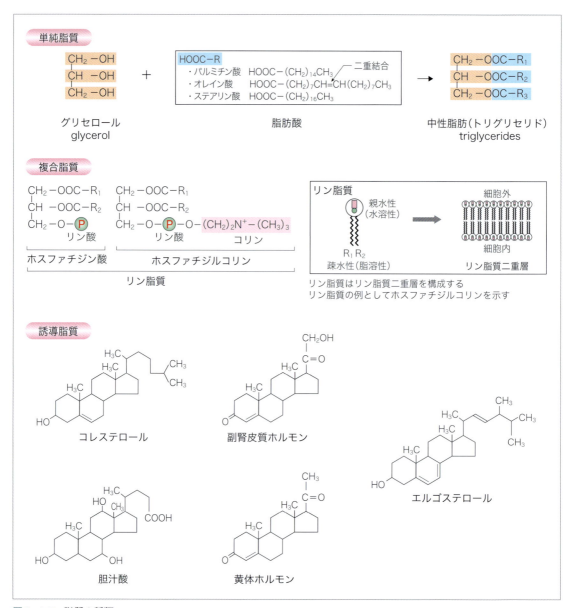

図Ⅰ-1-7　脂質の種類

　生体膜，すなわち細胞膜や細胞小器官を囲む膜の主要成分は，**リン脂質**である．リン脂質にはリン酸が結合しており，その部分が親水性（水溶性）となる．その結果，リン脂質は疎水性と親水性を合わせもつ両親媒性となり，生体膜の**リン脂質二重層**を形成する（図Ⅰ-1-7）．

(3) 誘導脂質

　誘導脂質とは，単純脂質や複合脂質が加水分解して生成する物質で，脂質の性質をもつものをいう．誘導脂質の代表的なものとして**ステロール** sterol があり，その他に遊離脂肪酸や脂溶性ビタミンが含まれる．ステロールには，コレステロール，

エルゴステロール（ビタミンDの前駆体），胆汁酸，ステロイドホルモン（副腎皮質ホルモンや性ホルモン等）等があり，人体内でさまざまな役割を果たしている．

4. タンパク質の構造と役割

タンパク質は，アミノ酸がペプチド結合した高分子である．タンパク質を構成する**アミノ酸**は20種のαアミノ酸であり，α-炭素*の4つの手にアミノ基，カルボキシ基，水素，側鎖（R）が結合した共通構造をもつ．アミノ酸は互いのアミノ基とカルボキシ基が**ペプチド結合**という脱水結合で結合し，長鎖の高分子（ペプチド鎖）となる（図Ⅰ-1-8, 9）．

タンパク質のアミノ酸の配列数と配列順序を**一次構造**という．アミノ酸配列が決まると，アミノ酸側鎖が互いに影響しあって，タンパク質の随所でα-ヘリックス構造，β-シート構造，三重らせん構造等の立体構造をとる．これを**二次構造**とよぶ．二次構造はタンパク質全体の立体構造に影響を及ぼし，タンパク質に独自の立体構造（**三次構造**）を与える．タンパク質はさらに鉄等の金属を含む小分子（ヘム等）が結合し，複数の分子が集まることで，高度な機能を発揮する（**四次構造**）（図Ⅰ-1-10）．

たとえば，赤血球に含まれ酸素の運搬に関わるヘモグロビンというタンパク質では，独自の立体構造（三次構造）をとり，ヘムとよばれる鉄を含む物質と結合した2種類のタンパク質（αタンパク質，βタンパク質）が2分子ずつ集まり，四次構造をとっている．4分子のタンパク質から構成されることから四量体という．なお，二次構造，三次構造，四次構造をまとめて**高次構造**とよぶ．

以上のように，タンパク質の性質や機能は，一次構造であるアミノ酸の配列数と配列順序によって決まる．タンパク質の一次構造の情報は核酸のDNA（遺伝子）に記述されている（p.46 参照）．

> *α-炭素
> カルボキシ基（COOH基）が結合している炭素をα位の炭素といい，そこから離れるにつれてβ位の炭素，γ位の炭素……とよびます．α-アミノ酸はα炭素にアミノ基が結合していることから，そうよばれています．

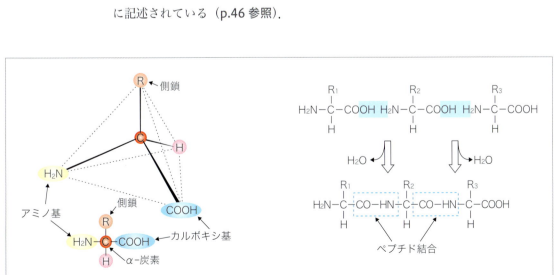

図Ⅰ-1-8 アミノ酸の基本構造とペプチド結合

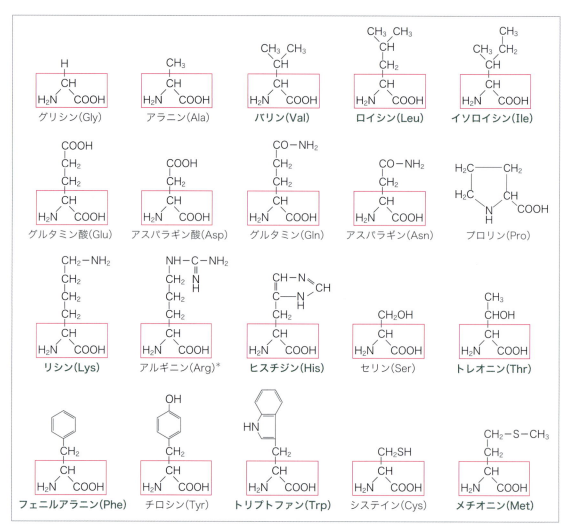

図Ⅰ-1-9 アミノ酸の種類（赤線で囲んだ部分は共通構造．緑字は必須アミノ酸．英文字はアミノ酸の3文字表記）
＊条件つき必須アミノ酸（幼児期）

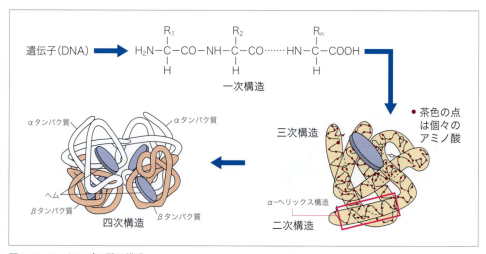

図Ⅰ-1-10 タンパク質の構造

表 I-1-4 タンパク質の役割とその例

タンパク質の役割	タンパク質の例
生体反応の触媒	酵素
生体物質の輸送	ヘモグロビン（酸素），トランスフェリン（鉄），ホルモンの輸送等
生体物質の貯蔵	ミオグロビン（酸素），フェリチン（鉄）等
生体防御	免疫抗体等
情報伝達と受容	タンパク質型ホルモンとその受容体，神経伝達物質等
運動	筋のタンパク質（アクチン，ミオシン）等
人体の構造	コラーゲン，エラスチン，ケラチン

表 I-1-5 ビタミンの種類と機能，欠乏症

名称	種類		機能	欠乏症
水溶性ビタミン	B群	B_1	酵素の補助（特に糖質代謝酵素）	脚気，ウェルニッケ脳症
		B_2	酵素の補助（特に酸化還元反応）	口内炎，皮膚炎
		B_6	酵素の補助（特にアミノ酸代謝酵素）	口内炎，皮膚炎
		B_{12}	酵素の補助（特に核酸合成や糖質・アミノ酸代謝）	巨赤芽球性貧血
		ナイアシン	酵素の補助	ペラグラ
		葉酸	造血機能	巨赤芽球性貧血，神経障害，二分脊椎症（新生児）
		ビオチン	酵素の補助	まれに皮膚炎，食欲不振
		パントテン酸	酵素の補助	めまい，悪心，動悸
	C		酵素の補助（特に酸化還元反応），コラーゲン合成	壊血病
脂溶性ビタミン	A		視覚機能，上皮細胞の正常化，免疫機能の強化	夜盲症，骨形成不全，エナメル質形成不全
	D		カルシウム代謝	くる病，骨軟化症
	E		抗酸化作用	溶血性貧血（幼児），末梢神経障害，筋萎縮
	K		血液凝固促進，骨形成促進	頭蓋内出血（新生児）

　20種のアミノ酸の組み合わせで生まれる多様なタンパク質は，人体内でさまざまな役割を果たす（表 I-1-4）．私たちの体の構造を保つ構造タンパク質（コラーゲン，エラスチン，ケラチン）とその他の機能性タンパク質に大別される．

5. ビタミン

　ビタミン vitamin は，水溶性と脂溶性に大別される．**水溶性ビタミン**にはビタミンB群とビタミンCがある．ビタミンB群には，ビタミンB_1，ビタミンB_2，ビタミンB_6，ビタミンB_{12}，ナイアシン，葉酸，ビオチン，パントテン酸がある．水溶性ビタミンの多くは，酵素の働きを助ける補酵素として機能する．また，体内に蓄積しにくく，容易に尿中に排泄される．**脂溶性ビタミン**には，ビタミンA，D，E，Kがあり，それぞれ独自の機能をもつ．体脂肪等に溶けて体内に蓄積しやすいため，ビタミン剤等による過剰摂取に注意する必要がある（表 I-1-5）．

ビタミンは体の構成成分やエネルギー源にはならないが，体内の物質代謝や生理機能において補酵素や調節因子として働いている．したがって，ビタミン摂取が不足すると，これらの機能がうまく働かず，各ビタミンに特徴的な欠乏症状（**ビタミン欠乏症**）が現れる．特定の食品ばかりを摂取するバランスの悪い食生活や，過度のダイエットによるビタミン摂取不足はもちろん，過度のストレス，アルコールの過剰摂取，ビタミンの分解・排泄を促進する薬剤の摂取等によって，ビタミンの利用あるいは排泄が高まり，ビタミン欠乏症が生じる（表Ⅰ-1-5）．

一方，ビタミンを過剰に摂取した場合，水溶性ビタミンは体内に蓄積しにくく容易に尿中に排泄されるが，脂溶性ビタミンは体内の脂質部分に結合・蓄積して過剰症状（**ビタミン過剰症**）が生じることがある．一般的な食生活で過剰症が生じることはないが，バランスの悪い食事やサプリメント（ビタミン剤）の過剰摂取によって生じる場合がある（表Ⅰ-1-5）．

6. ミネラル（無機質）

人体を構成するミネラル mineral（無機質）は約40種類あり，体内存在量の多いものから順に，カルシウム，リン，イオウ，カリウム，ナトリウム，塩素，マグネシウムを**多量元素**という．一方，鉄，亜鉛，銅，ヨウ素，マンガン，セレン，クロム，モリブデン，コバルト，フッ素といった体内存在量が鉄以下の無機質を**微量元素**という（表Ⅰ-1-6）．

ミネラルの主な機能は，人体組織の構成成分（骨・歯等の硬組織や筋肉・皮膚・血液・臓器等の軟組織の構成材料）となること，および人体機能の調節（血液や組織液のpH・浸透圧・緩衝作用の調節，神経・筋肉・心臓の興奮性の調節，消化液の構成成分，酵素の補因子，血液凝固の調節）等，多彩である（表Ⅰ-1-7）．ミネラルは，人体を燃やすと灰となって残ることから，灰分ともよばれる．

表Ⅰ-1-6　ミネラルの種類

名称	種類	元素記号	名称	種類	元素記号
多量元素	カルシウム	Ca	微量元素	鉄	Fe
	リン	P		亜鉛	Zn
	イオウ	S		銅	Cu
	カリウム	K		ヨウ素	I
	ナトリウム	Na		マンガン	Mn
	塩素	Cl		セレン	Se
	マグネシウム	Mg		クロム	Cr
				モリブデン	Mo
				コバルト	Co
				フッ素	F

表Ⅰ-1-7　ミネラルの機能

人体組織の構成成分	骨，歯等の構成成分	カルシウム，リン，マグネシウム等
	リン脂質として細胞膜の構成成分	リン
	システインやメチオニン等のアミノ酸の構成成分	イオウ
	ヘモグロビン等のタンパク質の構成成分	鉄
人体機能の調節	血液や組織液の pH や浸透圧の調整	カリウム，ナトリウム，カルシウム，マグネシウム，リン等
	神経，筋肉，心臓の興奮性の調節	カリウム，ナトリウム，カルシウム，マグネシウム等
	酵素の補助	マグネシウム，鉄，銅，亜鉛，マンガン，モリブデン，セレン等
	生理活性物質の構成成分	リン（ATP，核酸等），ヨウ素（甲状腺ホルモン等）

　ミネラルの機能は多様なため，多量元素，微量元素に関わらず，欠乏や過剰によってさまざまな症状が現れる．カルシウムは体重の1～2%を占める最も多いミネラルであり，その約99%は骨・歯に存在し，残り約1%が血液，体液，軟組織に存在する．血液中のカルシウム濃度（血清カルシウム濃度）は厳密に制御されており（p.68 参照），濃度が低下すると骨のカルシウムが血中に溶け出してそれを補う．

　カルシウムが長期に不足すると，骨からのカルシウム溶出の促進により，骨密度の低下をもたらし，骨粗鬆症を引き起こす．特に女性では閉経後，女性ホルモン（エストロゲン）の分泌低下により骨密度が急激に低下し，骨粗鬆症を生じやすい．十分なカルシウムの摂取とともに，成長期や青年期に骨量を高めておくことがその予防となる．

　リンはカルシウムに次いで多いミネラルであり，カルシウムと結合して骨や歯等の硬組織を構成する．また，リン脂質として細胞膜，リン酸として核酸（DNA，RNA）や ATP を構成する．さらに，人体液や細胞内の pH・緩衝作用の調節にも関わる．リンは多くの食品に含まれているため不足することはほとんどないが，加工食品に各種リン酸塩が使用されていることから過剰摂取が懸念されている．リンの摂取過剰はカルシウムの吸収を妨げ，カルシウムの摂取過剰はリンの吸収を妨げることから．カルシウムとリンの摂取比率は，ほぼ同量が望ましいとされている．

文献
1）林　典夫ほか．シンプル生化学，改訂第 7 版．南江堂，2020.
2）菊地吾郎ほか．一般医化学，7 版．南山堂，2002.
3）全国歯科衛生士教育協議会監修．歯科衛生学シリーズ　生物学．医歯薬出版，2023.
4）全国歯科衛生士教育協議会監修．歯科衛生学シリーズ　化学．医歯薬出版，2023.

2章 人体における化学反応

到達目標
1. 消化管で起こる栄養素の消化および吸収について説明できる．
2. 酸素の運搬と二酸化炭素の排出について説明できる．
3. 細胞内で起こる代謝の基本について説明できる．

人体は絶えず化学反応を起こし，生命を維持している．その反応は，試験管内における反応と同様，物理化学の法則に則る．

私たちは食物を摂取して消化管で消化し，不要な物質は消化管から糞便として排泄する．消化管は口腔と肛門を通じて体外と通じている．このことから，消化管のなかは体外であり，消化は体外で行なわれると理解される．消化された栄養素は消化管から吸収され，体内に入る．細胞の中に取り込まれた栄養素は細胞内で分解され，エネルギーが産生される．その過程で酸素が消費され，二酸化炭素と水が生じる．得られたエネルギーは生命の維持や活動に用いられるとともに，私たちの体に必要な物質（生体物質）の合成に用いられる（図Ⅰ-2-1）．

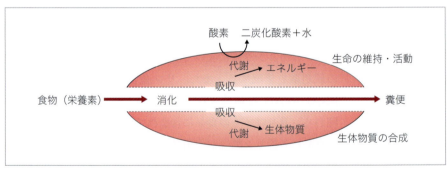

図Ⅰ-2-1 人体における消化，吸収，代謝

1 消化と吸収*

Link
『栄養学』
3章

食物を構成する**高分子**（多糖，脂質，タンパク質）は大きすぎるため，そのままでは体内に取り込めない．そのため，消化管に分泌される消化酵素によって分解され，**低分子**になる．これを**消化**という（表Ⅰ-2-1）．消化で得られた低分子は，小腸微絨毛膜から体内に移行する．これを吸収という．吸収され体内に移行した栄養素は，血液中を流れ，必要とする組織・細胞に取り込まれて利用される．

1. 糖質の消化と吸収

糖質は，唾液 α-アミラーゼ amylase や膵液 α-アミラーゼで二糖やオリゴ糖に分解され，さらに小腸微絨毛膜に存在するスクラーゼ sucrase，マルターゼ maltase，ラクターゼ lactase 等で単糖に分解されると同時に，血液中に吸収される．

2. 脂質の消化と吸収

＊モノグリセリド
中性脂肪（トリグリセリド）から2カ所の脂肪酸が外れたもので，モノアシルグリセロールともいいます．

中性脂肪（トリグリセリド）は，膵液のリパーゼ lipase によって脂肪酸とモノグリセリド＊に分解され，小腸微絨毛膜から吸収される．肝臓から分泌される胆汁は，中性脂肪の消化，吸収を助ける．

脂肪酸とモノグリセリドは，小腸粘膜上皮細胞内で再び中性脂肪となり，さらにタンパク質やコレステロールとともにキロミクロン（リポタンパク質の一種）を形成する．キロミクロンは乳び管（リンパ管）に吸収され，リンパ管から胸管を経て血液中に移行し，脂肪細胞や肝臓へ移行する．脂肪細胞に送られた中性脂肪は，貯蔵エネルギー源となる．

3. タンパク質の消化と吸収

タンパク質は，胃液のペプシン pepsin，膵液のトリプシン trypsin，キモトリプシン chymotrypsin によってペプチドに分解され，さらに小腸液のジペプチダーゼ dipeptidase 等によってアミノ酸まで分解され，小腸微絨毛膜から血液中に吸収される．タンパク質消化酵素の多くは，不用意に私たち自身を構成するタンパク質を分解することがないように，必要に応じて活性化される（表Ⅰ-2-1）．

② 酸素の運搬と二酸化炭素の排出

＊血球成分
赤血球（約500万個/1mm³），白血球（4,000〜8,000個/1mm³），血小板（15〜40万個/1mm³）からなります．

血液は，液体成分（血漿成分）と細胞成分（血球成分＊）から構成される．栄養素は消化・吸収された後，血液の血漿に溶けて全身の細胞へ運ばれる．一方，栄養素からエネルギーを産生するのに必要な酸素は，血球成分の1つである赤血球によって運ばれる．

赤血球は，**ヘモグロビン** hemoglobin を大量に含む．ヘモグロビンは，グロビンにヘムが結合した4分子のタンパク質で構成されている（p.19 参照）．ヘム1分子には鉄イオン（Fe^{2+}）が1つ含まれており，酸素は Fe^{2+} に結合して運ばれる．ヘモグロビン1分子につき4分子の酸素が結合できる．赤血球のヘモグロビンは，酸素分圧の高い肺（100 mmHg）で酸素を受け取り，酸素分圧の低い末梢組織（20〜40 mmHg）で酸素を放出する（図Ⅰ-2-2）．

表 I-2-1 各栄養素の消化酵素

分泌液（分泌量）	消化酵素（至適 pH）	糖質の消化	タンパク質の消化	脂質の消化
唾液 （約 1,500 mL/日）	唾液 α-アミラーゼ (6.6〜6.8)	デンプン→マルトース オリゴ糖		
胃液 （約 2,500 mL/日）	ペプシン (1.0〜2.0) ↑塩酸による活性化 （ペプシノーゲン） レンニン (4.0)		タンパク質→ペプチド カゼイン→ミルク凝固	
膵液 （約 1,500 mL/日）	トリプシン (8.0) ↑エンテロペプチダーゼ、トリプシンによる活性化 （トリプシノーゲン） キモトリプシン (8.0) ↑トリプシン による活性化 （キモトリプシノーゲン） カルボキシペプチダーゼ ↑トリプシン による活性化 （プロカルボキシペプチダーゼ） 膵液 α-アミラーゼ (7.1) 膵リパーゼ (8.0)	デンプン→マルトース オリゴ糖	タンパク質→ペプチド ペプチド→低分子ペプチド アミノ酸	中性脂肪→脂肪酸 モノグリセリド
小腸液 （約 500 mL/日）	アミノペプチダーゼ ジペプチダーゼ スクラーゼ (5.0〜7.0) マルターゼ (5.8〜6.2) ラクターゼ (5.4〜6.0)	スクロース→グルコース フルクトース マルトース→グルコース ラクトース→グルコース・ ガラクトース	ペプチド→低分子ペプチド アミノ酸 ジペプチド→アミノ酸	

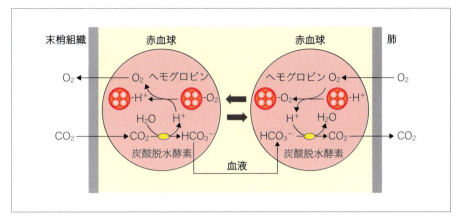

図Ⅰ-2-2　ヘモグロビンの構造と赤血球による血液中での酸素運搬・二酸化炭素排出

　組織の呼吸によって生じた二酸化炭素は赤血球に入り，赤血球のもつ炭酸脱水酵素（カルボニックアンヒドラーゼ）によって水（H_2O）と反応して炭酸（HCO_3^-）となり，生じた水素イオンによってヘモグロビンから酸素が放出される．血液が肺に達すると，酸素分圧が上がり，すべての反応が逆に進行し，二酸化炭素が肺から排出される（図Ⅰ-2-2）．

③ 代謝

　人体内で生じる化学反応を**代謝**という．代謝は酵素によって行われる．細胞は体内に吸収された物質を取り込み，酵素の作用で分解し，その過程でエネルギーや私たちの体に必要な物質の材料を得る．得られたエネルギーは，生命の維持や活動に用いられるとともに，私たちの体に必要な物質の合成に用いられる．

1. 酵素の役割

＊触媒作用
触媒は化学反応の速度を速めますが，化学反応の平衡を変えることはありません．反応が平衡に至るまでの時間を短縮するだけなのです．さらに触媒は，基質を生成物に変化させるものの自らは変化せず，そのため少量でも効果的に機能します．

　酵素はタンパク質からなり，化学反応の反応速度を格段に速める触媒作用＊をもつ．酵素と結合し，触媒作用を受ける物質を**基質**という．カギとカギ穴の関係のように酵素の活性中心（カギ穴）に結合した基質は，触媒作用を受けて生成物（産物）に変わる．効率よく酵素反応が進むためには，基質が酵素の活性中心に結合するのを助ける**補酵素**や金属イオンが必要となる（図Ⅰ-2-3）．
　酵素ごとに触媒する代謝反応が決まっており，基質を厳密に区別する．これを**基質特異性**という．酵素によって至適pH，至適温度は異なるが，多くの酵素は，中性pHかつ体温付近でよく機能する．

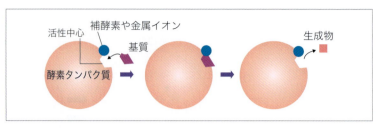

図 I-2-3　酵素

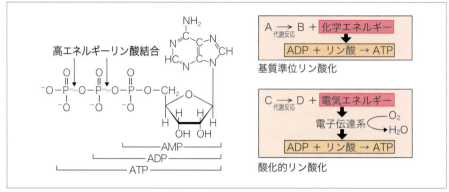

図 I-2-4　アデノシン三リン酸（ATP）と ATP 産生機構

2. エネルギー代謝とアデノシン三リン酸（ATP*）

> *ATP, ADP, AMP
> ATP はアデノシン（Adenosine；A）に 3 つのリン酸（Phosphate；P）が結合したものですが，ギリシャ語で 3 つを表す言葉（接頭語）は Tri- であるため，Adenosine Tri-Phosphate（ATP）とよばれます．ADP はリン酸が 2 つ（Di-），AMP はリン酸が 1 つ（Mono-）結合していることからそうよばれます．

　細胞内で代謝，すなわち酵素の触媒による化学反応で栄養素が分解されると，栄養素に含まれるエネルギーが放出される．このエネルギーの多くは**アデノシン三リン酸（ATP）**に蓄えられる（図 I-2-4）．ATP は高エネルギーリン酸結合の部分に化学エネルギーを蓄えた比較的小さな分子であり，ATP が **ADP**＊（**アデノシン二リン酸**）や **AMP**＊（**アデノシン一リン酸**）に分解する際の化学エネルギーを利用して，さまざまな生命活動が行われる．生命活動に必要なさまざまな反応に共通してエネルギーを供給することができることから，ATP はエネルギー通貨とよばれる．人体内では Mg^{2+} と複合体を形成して機能している．

　ATP がつくられる方法は 2 通りある．1 つは，物質の代謝に伴って放出される化学エネルギーを直接受け取って ADP から ATP を合成するもので，**基質準位リン酸化**という．もう 1 つは，物質の代謝に伴って放出される電気エネルギーを，電子伝達系を経て ATP 合成に利用するもので，**酸化的リン酸化**という（図 I-2-4）．後者の過程で酸素が消費され，水が産生される（p.34 参照）．

文献

1) 林　典夫ほか．シンプル生化学，改訂第 7 版．南江堂，2020．
2) 菊地吾郎ほか．一般医化学，改訂第 7 版．南山堂，2002．
3) 全国歯科衛生士教育協議会監修．歯科衛生学シリーズ　生物学．医歯薬出版，2023．
4) 全国歯科衛生士教育協議会監修．歯科衛生学シリーズ　化学．医歯薬出版，2023．

3章 糖質，脂質，タンパク質の代謝

到達目標

❶ 糖質，脂質，タンパク質の消化，吸収，代謝の全体像を説明できる．
❷ 糖質の代謝を説明できる．
❸ 脂質の代謝を説明できる．
❹ タンパク質が消化され，アミノ酸として吸収されることを説明できる．
❺ アミノ酸の代謝過程を説明できる．

　ヒトは，三大栄養素である糖質（炭水化物），脂質，タンパク質を食物として摂取し，口腔から始まる消化管の中で各種消化酵素（p.26 参照）によって消化し，小腸微絨毛膜から吸収する．吸収した栄養素は血流を介して各細胞に送られ，細胞は吸収した栄養素を代謝し，エネルギーを産生することで生命活動を維持したり，体に必要な生体物質の材料を合成する（p.24 参照）．

1 消化，吸収，代謝の全体像

　図 I-3-1 に糖質，脂質，タンパク質の消化，吸収，代謝の全体像を示す．体内における栄養素の代謝は複雑だが，個々の栄養素の代謝を学ぶ前に，その全体像を知ることで，理解しやすくなる．

1. 糖質と脂質の代謝

　糖質は腸管で消化された後，主にグルコースとして吸収され，グルコースは，解糖，クエン酸回路，電子伝達系という一連の代謝過程を経て，エネルギー（ATP）（p.32～35 参照）を生成する．その過程で酸素（O_2）を消費し，二酸化炭素（CO_2）と水（H_2O）を放出する．グルコースは，ペントースリン酸回路でも代謝される．この代謝過程では，脂肪酸の合成に必要な還元力と，核酸の材料として必要なペントース（五炭糖）が産生される（図 I-3-1）．

　脂質のうち，主なエネルギー基質（エネルギー源）となる中性脂肪は，消化，吸収の後，再び中性脂肪となって血中を巡り，細胞に吸収された後，脂肪酸とグリセロールに分解される．脂肪酸は β 酸化を経てクエン酸回路に合流し，グリセロールは解糖に合流して代謝され，エネルギー（ATP）を産生する．

　糖質や脂質の代謝のようにエネルギー産生の基本となる代謝のことを「エネルギー代謝」という．健康なヒトにとっては，糖質と脂質が主要なエネルギー基質で

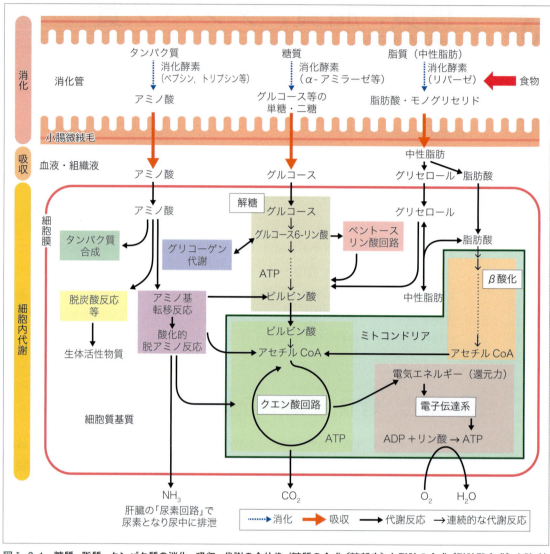

図Ⅰ-3-1 糖質，脂質，タンパク質の消化，吸収，代謝の全体像（糖質の合成〔糖新生〕と脂肪の合成〔脂肪酸合成〕を除く）

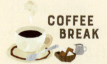 **酸化と還元**

　もともと酸化とは「物質が酸素と結合すること」，還元とは「物質が酸素を奪われること」を意味しました．その後，酸素の授受よりも水素の授受をみたほうが例外なく説明できることがわかり，酸化とは「水素が奪われること」，還元とは「水素が与えられること」と理解されるようになりました．水素の授受の際には電子の授受が起こることから，現在では，酸化とは「電子を奪われること」，還元とは「電子を与えられること」と定義されています．物質が酸化され電子が奪われるときに放出するエネルギーは電気エネルギーであり，「還元力」とよばれます．

ある（図Ⅰ-3-1）.

食事中のようにエネルギー基質が十分に供給されている場合は，糖質も脂質も体内に蓄積される．グルコースはグリコーゲンとなり肝臓や筋に蓄えられる．脂質は中性脂肪となり体中の脂肪細胞に蓄えられる．

食間時のようにエネルギー需要が高まると，グリコーゲンはグルコースに，中性脂肪はグリセロールと脂肪酸に分解され，エネルギー基質として利用される．

これらの代謝過程のうち，解糖，グリコーゲン代謝，ペントースリン酸回路は細胞質基質に，クエン酸回路，電子伝達系，β酸化はミトコンドリアに局在する（図Ⅰ-3-1）．

さらに，糖質は脂質に変換することができる．糖質を過剰に摂取すると，糖質が分解されて得られた物質とエネルギーを用いて脂肪酸を合成し，脂質として体中に蓄積される（p.38参照）．一方，糖質が不足すると，主にアミノ酸（タンパク質）が分解されてできた物質から解糖を逆行する形で糖質が合成される．これを糖新生といい，主に肝臓等で行われる（p.36参照）．

2. タンパク質の代謝

一方，食物として摂取したタンパク質は，消化され，アミノ酸として吸収されたのち，体を構成するタンパク質の合成（p.47参照）や体の機能を調整するさまざまな物質の原料に使われ，主要なエネルギー基質とはならない（図Ⅰ-3-1）．

しかし，体を構成するタンパク質の作り替えや修復に伴って，常に一定量が分解されている．体を構成するアミノ酸は20種類あり，それぞれ，アミノ基転移反応や酸化的脱アミノ反応といった特徴的な代謝反応で分解されるが，最終的に，ピルビン酸，アセチルCoA，クエン酸回路に合流する．

アミノ酸に含まれるアミノ基はアンモニア（NH_3）として排出される．アンモニアは毒性が高いため，肝臓に運ばれ，肝細胞の尿素回路で無毒の尿素に変えられ，尿中に排泄される．

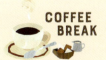

COFFEE BREAK　名前にみる生化学研究—解糖とクエン酸回路—

解糖反応の全容の解明はドイツの生化学者EmbdenとMeyerhof（エムデン，マイヤーホフ）の貢献が大きかったため，解糖をEmbden-Meyerhof経路とよぶことが多いのです．

一方，クエン酸回路は発見者の名からKrebs（クレブス）回路ともよばれます．また，クエン酸とその誘導体であるイソクエン酸は，その分子構造にカルボン酸（−COOH）を3つもつトリカルボン酸tri-carbonic acid（TCA）であるため，TCA回路とよぶことがあります．

② 糖質と脂質の代謝―主要なエネルギー基質―*

1. 糖質の代謝とエネルギーの生成

1）解糖（図Ⅰ-3-2）

　細胞に取り込まれたグルコースは，グルコース1分子あたり2分子のATPによってリン酸化されて（反応①，③）フルクトース1,6-ビスリン酸となり，次いでグリセルアルデヒド3-リン酸とジヒドロキシアセトンリン酸に分解される（反応④）．この過程で炭素6原子の六炭糖であるグルコースは，炭素3原子の三炭糖2分子となる．ジヒドロキシアセトンリン酸はグリセルアルデヒド3-リン酸になるため（反応⑤），これ以降，合計2分子のグリセルアルデヒド3-リン酸が代謝されることとなる．

Link
『栄養学』
2章, 3章

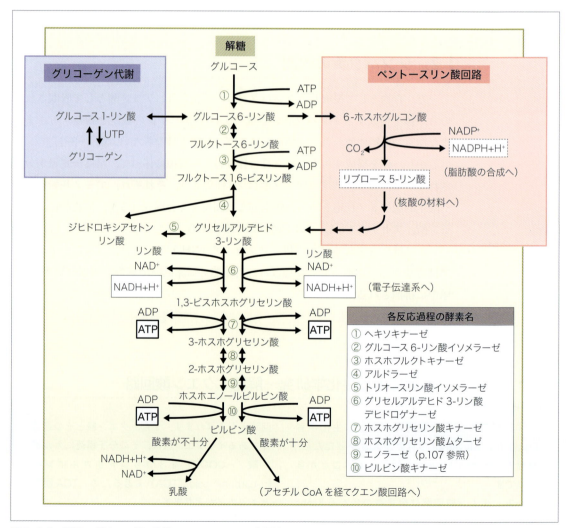

図Ⅰ-3-2　解糖，グリコーゲン代謝，ペントースリン酸回路

2分子のグリセルアルデヒド3-リン酸はさらに代謝され，最終的に2分子のピルビン酸となる．ここまでの代謝過程を**解糖**という．解糖では酸素は必要とせず，反応はすべて細胞質基質で行われる．

この過程でリン酸がADP（p.28の側注参照）に渡されて合計4分子のATPが生成される（反応⑦，⑩）．このように代謝物質に含まれるリン酸がADPに直接渡されてATPが生成することを**基質準位リン酸化**によるATP合成という．最初の過程で2分子のATPが消費されている（反応①，③）ことから，1分子のグルコースから差し引き2分子のATPが得られたことになる．さらに，グリセルアルデヒド3-リン酸が酸化される過程で電気エネルギー（還元力）が得られ，2分子のNADH＋H$^+$*が生成される（反応⑥）．

酸素が十分にある場合は，引き続きピルビン酸はアセチルCoAとなり，クエン酸回路へと反応が進む．また，解糖で生成されたNADH＋H$^+$は，最終的に電子伝達系で代謝される．一方，酸素が不足している場合は，クエン酸回路や電子伝達系は機能しない．その結果，ピルビン酸はNADH＋H$^+$で還元されて乳酸になる．

2) グリコーゲンの合成と分解 （図I-3-2）

食事時等グルコースが十分に供給される場合は，グルコース6-リン酸からグルコース1-リン酸を経て，グルコースの多糖であるグリコーゲンが合成される．この際，ATPに由来し，同等のエネルギーをもつUTP（ウリジン三リン酸 uridine triphosphate）が合成エネルギーとして使われる．グリコーゲンは肝臓や筋の細胞に蓄えられる．

一方，グリコーゲンは，食間時等エネルギーが必要となったときに分解され，再び解糖に合流して代謝され，エネルギー基質となる（p.50参照）．

3) ペントースリン酸回路 （図I-3-2）

グルコースは，グルコース6-リン酸から分岐し，ペントースリン酸回路でも代謝される．この代謝過程では，脂肪酸の合成に必要な還元力NADPH＋H$^+$と，核酸等の材料として必要なペントース（五炭糖）（p.44参照）が産生されるが，エネルギー産生には関わらない．

4) ピルビン酸からのアセチルCoAの産生とクエン酸回路 （図I-3-3）

解糖で得られたピルビン酸は，1分子のNADH＋H$^+$（還元力）と1分子の二酸化炭素（CO_2）を産生し，アセチルCoAとなる〔反応 (A)〕．

アセチルCoA（Acetyl coenzyme A，アセチル補酵素A）は，オキサロ酢酸と縮合してクエン酸となり（反応①），クエン酸回路に入る．クエン酸回路を一周する間に2分子の二酸化炭素（反応③，④），3分子のNADH＋H$^+$（還元力）（反応③，④，⑧）および1分子のFADH$_2$*（還元力）（反応⑥）が産生され，再びオキサロ酢酸に戻る．反応⑤ではGTP（guanosine triphosphate グアノシン三リン酸）を

---

*NAD$^+$

ニコチンアミドアデニンジヌクレオチド nicotinamide adenine dinucleotide（NAD）はビタミンの一種ナイアシンの誘導体で，酸化還元反応の1つである脱水素反応を触媒する酵素（デヒドロゲナーゼ，脱水素酵素）の補酵素です．酵素反応で還元力を得た場合，NAD$^+$はNADH＋H$^+$に還元され，逆に基質に還元力を与えた場合は，NADH＋H$^+$はNAD$^+$に酸化されます．NADP$^+$は，NAD$^+$にリン酸が結合したもので，NAD$^+$と同様に還元力を得て，NADPH＋H$^+$となることができます．

*FAD

フラビンアデニンジヌクレオチド flavin adenine dinucleotide（FAD）はビタミンB$_2$の誘導体であり，NAD$^+$と同様に酸化還元反応を触媒する酵素の補酵素です．還元力を得た場合，FADはFADH$_2$に還元され，逆に還元力を与えた場合はFADH$_2$はFADに酸化されます．

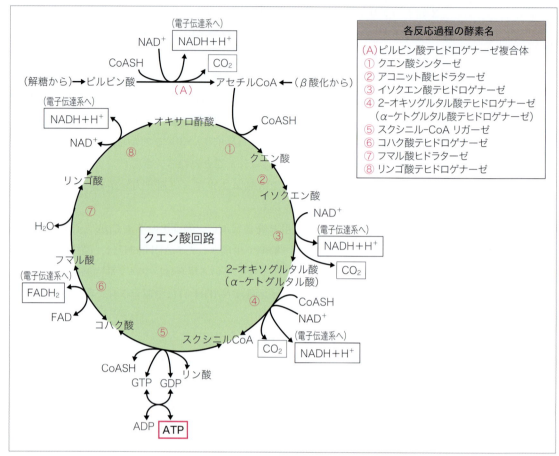

図Ⅰ-3-3　ピルビン酸からのアセチルCoAの産生とクエン酸回路

経由して，1分子のATPが基質準位リン酸化によって産生される．

この過程を通してピルビン酸は，完全に二酸化炭素と還元力（NADH+H⁺，FADH₂）に分解される．この還元力は，引き続き電子伝達系で代謝される．

5）電子伝達系（図Ⅰ-3-4）

解糖，ピルビン酸の酸化およびクエン酸回路で得られた還元力（NADH+H⁺，FADH₂）は，電子伝達系に渡される．電子伝達系はミトコンドリアの内膜に存在する一連の酵素群であり，受け取った還元力のエネルギーを用いて外膜と内膜の隙間に水素イオン（H⁺）を汲み出し，内膜を境にして水素イオン濃度勾配を生成する．還元力（NADH+H⁺，FADH₂）は最終的に酸素と結合して水となる（NADH+H⁺ + 1/2O₂ → NAD⁺ + H₂O；FADH₂ + 1/2O₂ → FAD + H₂O）．

汲み出された水素イオンは，濃度の高いほう（外膜と内膜の隙間）から低いほう（マトリックス）に向かってATP合成酵素の中を流れ，その過程でATPが合成される．このATP合成過程を**酸化的リン酸化**といい，1分子のNADH+H⁺から約*3分子の，1分子のFADH₂から約2分子のATPが合成される．

---

*「約」の意味

解糖やクエン酸回路では，基質準位リン酸化でATPが産生されますが，この過程では1分子の反応によって産生されるATP量は正確に1分子です．しかし，電子伝達系で行われる酸化的リン酸化では，1分子のNADH+H⁺やFADH₂から産生されるATP量は正確には決まらず「約」がつきます．これは，NADH+H⁺やFADH₂の還元力でつくられる水素イオン濃度勾配が，周辺の環境の影響を受けやすいためです．

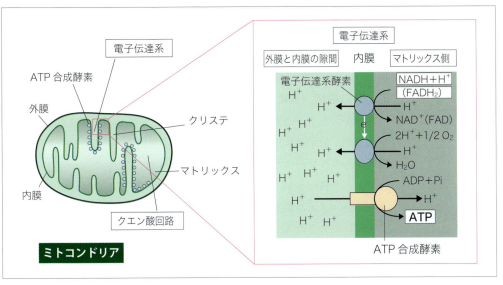

図Ⅰ-3-4　電子伝達系

表Ⅰ-3-1　グルコース1分子からのATP産生量（分子量）

代謝経路	ATP産生量（反応）	還元力（反応）→電子伝達系でのATP産生量
解糖 　グルコース→2×ピルビン酸	−1（1×①） −1（1×③） +2（2×⑦） +2（2×⑩）	+2×NADH＋H⁺（2×⑥）　→約6
ピルビン酸の酸化 　2×ピルビン酸→2×アセチルCoA＋2×CO₂		+2×NADH＋H⁺（2×(A)）→約6
クエン酸回路 　2×アセチルCoA→2×2×CO₂	+2（1×⑤）	+2×NADH＋H⁺（2×③）　→約6 +2×NADH＋H⁺（2×④）　→約6 +2×FADH₂（2×⑥）　　→約4 +2×NADH＋H⁺（2×⑧）　→約6
ATP産生量（分子量小計）	4	約34

丸数字は図Ⅰ-3-2, 3の反応過程に対応する

6）糖質の代謝によって得られるエネルギー量（表Ⅰ-3-1）

　1分子のグルコースは，解糖，ピルビン酸の酸化，クエン酸回路，および電子伝達系を経て，最終的に6分子の酸素を消費し，6分子の二酸化炭素と6分子の水となる（$C_6H_{12}O_6 + 6O_2 \rightarrow 6H_2O + 6CO_2$）．

　この過程で，解糖では差し引き2分子のATPが，クエン酸回路では2分子のアセチルCoAから2分子のATPが，基質準位リン酸化によって生成される．

　さらに，解糖で得られる2分子のNADH＋H⁺，2分子のピルビン酸の酸化で得られる2分子のNADH＋H⁺，続くクエン酸回路で得られる6分子のNADH＋H⁺と2分子のFADH₂の還元力が，電子伝達系に渡される．電子伝達系では，酸化的リン酸化によって，1分子のNADH＋H⁺から約3分子，1分子のFADH₂から約2分子のATPが生成されことから，小計約34分子のATPが生成されることになる．

以上のことから，グルコース1分子から合計約38分子（4分子＋約34分子）のATPが生成されると計算されるが，細胞の種類や細胞の置かれた環境，さらにはNADHの細胞内輸送*の効率等によって，その数は異なってくる．

7）糖の合成（糖新生）（図Ⅰ-3-5）

血糖が低下すると肝臓に蓄えられたグリコーゲンが分解されてグルコースが供給されるが，低栄養状態や飢餓等で糖そのものが欠乏すると，肝臓等でアミノ酸や乳酸等からグルコースが合成される．これを糖新生という．

タンパク質が分解されて得られたアミノ酸*は，さらに分解されてアミノ基が外された後，クエン酸回路やピルビン酸に合流し，リンゴ酸を経由し，解糖を逆行してグルコースとなる（図Ⅰ-3-5の太線矢印）．解糖には逆行できない代謝反応が3カ所（不可逆反応：図Ⅰ-3-5の※）あり，その部分は，糖新生において解糖とは異なる代謝酵素を用いた代謝経路で代謝される．乳酸からの糖新生はピルビン酸を経て行われる．

*NADHの輸送コスト
解糖によって産生されたNADH+H⁺は，細胞質から電子伝達系のあるミトコンドリアに入らなければなりません．NADH+H⁺はミトコンドリアを囲む生体膜を通過できないため，別の物質に還元力を渡してミトコンドリア内に進んでもらわなければなりません．この過程で還元力は幾分失われてしまい，ATP産生効率も幾分低下してしまいます．

*糖新生の原料となるアミノ酸
アミノ酸は，その種類によって代謝経路が異なり，クエン酸回路中間代謝物のどこに合流するか，それともピルビン酸に合流するかが変わってきます．しかし，これらのアミノ酸はすべて糖新生の原料となることから「糖原性アミノ酸」とよばれています．ほとんどのアミノ酸は糖原性アミノ酸ですが，ロイシンとリシンだけは糖新生の原料となれず，糖原性アミノ酸ではありません．

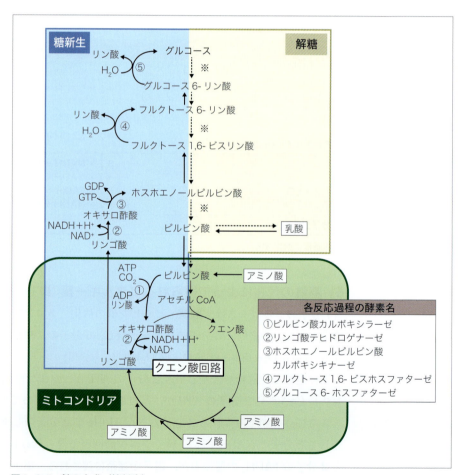

図Ⅰ-3-5 糖の合成（糖新生）
糖新生は太線矢印に沿って進む．破線矢印は解糖．
※は解糖における不可逆反応であり，糖新生では，別の酵素を用いた代謝経路で迂回する．

2. 脂質の代謝とエネルギーの生成

1）脂肪酸の代謝（β酸化）（図Ⅰ-3-6）

脂質の主なエネルギー基質である中性脂肪は，体内の酵素リパーゼによって脂肪酸とグリセロールに加水分解され（図Ⅰ-3-6 ①），グリセロールは解糖で代謝される一方，脂肪酸はβ酸化*という代謝系で代謝される．脂肪酸は，細胞質基質で活性化されてアシルCoAになり（図Ⅰ-3-6 ②），カルニチンと結合してアシルカルニチンとなって（図Ⅰ-3-6 ③）ミトコンドリアに移動した後，再度アシルCoAとなり，（図Ⅰ-3-6 ④），β位の炭素が2回酸化されて還元力（NADH+H$^+$とFADH$_2$）が生成されて，アセチルCoAが生成する（図Ⅰ-3-6 ⑤〜⑦）．

この過程で切り離されたアセチルCoAの分，脂肪酸は炭素2原子を減じ，新たなβ位炭素が酸化されることになる．これを繰り返すことで，脂肪酸はアセチルCoAを生成しながら炭素2原子ずつ短くなり，最終的には自らがアセチルCoAとなって，反応が終了する．この過程をβ酸化という．アセチルCoAはクエン酸回路に，還元力は電子伝達系に送られ，引き続き代謝されATP産生を行う．

*β酸化
カルボキシ基の結合している炭素から2番目の炭素（β位の炭素）の酸化を意味します．なお，カルボキシ基が結合している炭素はα位，カルボキシ基から最も遠い炭化水素の最後の炭素は，ω位の炭素（ωはギリシャ文字の最後）とよびます．

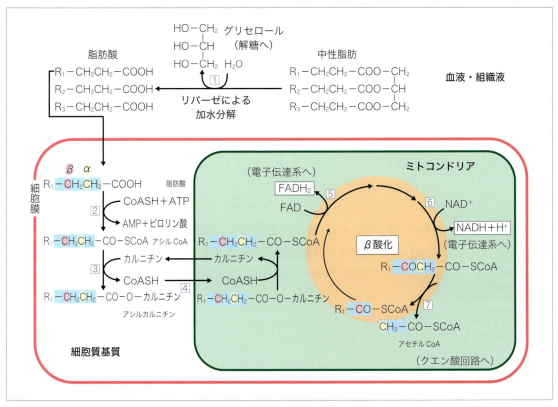

図Ⅰ-3-6　脂質の代謝

表Ⅰ-3-2　パルミチン酸1分子からのATP産生量

代謝経路	ATP産生量（反応）	還元力（反応）→電子伝達系でのATP産生量	
β酸化関連 パルミチン酸 → 8×アセチルCoA	−2（②）	+1×FADH$_2$　（7×⑤） +1×NADH+H$^+$　（7×⑥）	→ 約14 → 約21
クエン酸回路 8×アセチルCoA → 8×2×CO$_2$	+8（⑤）	+8×NADH+H$^+$　（8×③） +8×NADH+H$^+$　（8×④） +8×FADH$_2$　（8×⑥） +8×NADH+H$^+$　（8×⑧）	→ 約24 → 約24 → 約16 → 約24
ATP産生量（分子量計）	6	約123	

四角数字は図Ⅰ-3-6の反応過程に，丸数字は図Ⅰ-3-3の反応過程に対応する

2）脂肪酸の酸化によって得られるエネルギー量（表Ⅰ-3-2）

　脂肪酸から得られるエネルギー量は，脂肪酸のもつ炭化水素の長さによって異なる．炭素数16のパルミチン酸の場合，7回のβ酸化で7分子のアセチルCoAが生成され，自らも最終的にアセチルCoAとなるため，合計8分子のアセチルCoAが生成される．さらにその過程で7分子のNADH+H$^+$とFADH$_2$がそれぞれ生成される．これをもとに計算すると，合計約131分子のATPが産生されることとなる．β酸化の前に脂肪酸がCoASHと結合するためには（図Ⅰ-3-6②）2分子相当のATP*が消費されることから，正味ATP生成は約129分子となる．

3）脂肪酸の合成（図Ⅰ-3-7）

　糖質や脂質といったエネルギー基質の摂取が過剰となると，過剰なエネルギー基質から脂肪酸が合成され，脂質として全身に蓄えられる．エネルギー基質の代謝（クエン酸回路）によって得られたクエン酸からつくられたアセチルCoAと，それに炭素が1つ添加されたマロニルCoAが脂肪酸の原料となる（図Ⅰ-3-7）．アセチルCoAに由来するアセチル基の炭素（赤）*に，マロニルCoAに由来する炭素（青）が2つ増加し，さらに2回NADPH+H$^+$によって還元される反応を繰り返すことで，長い炭化水素鎖をもった脂肪酸が合成される．

　これらの一連の反応は脂肪酸合成酵素とよばれる1種類の酵素が触媒する．さらに3分子の脂肪酸がグリセロールに結合することで中性脂肪となる．

＊ATPとAMP

脂肪酸がCoASH（補酵素A）と結合する過程で消費されるATPは，通常とは異なり，AMPに分解されます．AMPはATPからリン酸を2つピロリン酸という形で失っており，ATPに戻るためには，AMP+2ATP → ATP+2ADPと2つのATPが必要となります．ATPがAMPに分解される場合には，「2分子相当のATP」ととらえられるのです．

＊CoAとACP

脂肪酸の合成は，1種類の脂肪酸合成酵素で行われます．そのとき，アセチルCoAは，酵素に存在するACP（acyl carrier protein，アシルキャリアタンパク質）に結合し，アセチルACPとして酵素に結合したまま連続的に触媒作用を受け，脂肪酸合成反応が完結します．本書では，ACPは省略しています．

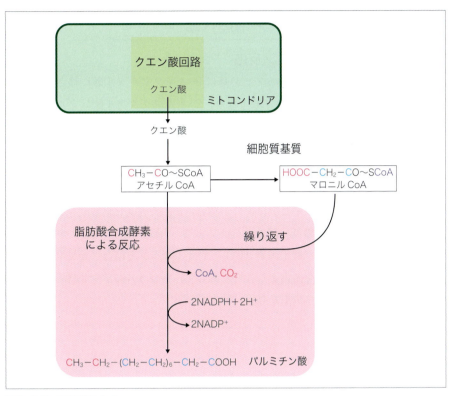

図Ⅰ-3-7　脂肪酸の合成

❸ タンパク質とアミノ酸の代謝*
―多様な機能をもつ生体分子―

Link
『栄養学』
2章，3章

1. タンパク質の消化，吸収とアミノ酸代謝の特徴

　食物として摂取したタンパク質は，消化管で消化酵素によって消化され，アミノ酸として吸収される（p.24, 26参照）．吸収されたアミノ酸はアミノ酸プールとして人体内に保持される．アミノ酸は，体を構成するタンパク質の合成（p.47参照）や体の機能を調整するさまざまな生理活性物質の材料に使われ，基本的には主要なエネルギー基質とはならない．アミノ酸が分解される際には，脱アミノ反応や脱炭酸反応が関わり，脱アミノ反応の場合は，最終的に，ピルビン酸，アセチルCoA，クエン酸回路に合流する（p.30参照）．

　また，体を構成するタンパク質の作り替えや修復のために，常に一定量のタンパク質がアミノ酸に分解され，再び，タンパク質の合成に使われる．これを**タンパク質の代謝回転**（ターンオーバー turn over）という．

2. アミノ酸の代謝 (図Ⅰ-3-8)

1) 脱アミノ反応

アミノ酸のアミノ基は2-オキソグルタル酸に移され，それぞれのアミノ酸に応じた2-オキソ酸となり，2-オキソグルタル酸はグルタミン酸になる．この反応を**アミノ基転移反応**という．また，グルタミン酸は，**酸化的脱アミノ反応**によって，アンモニア（NH_3）と2-オキソグルタル酸になる（図Ⅰ-3-8）．これらの代謝反応によって生じた2-オキソ酸（2-オキソグルタル酸を含む）は，ピルビン酸，アセチルCoA，クエン酸回路を経て，引き続き代謝される．

アンモニアは毒性が高いため，ただちに肝臓に送られて，肝細胞中の**尿素回路**で毒性の低い**尿素**に変えられる．尿素回路は，ATPのエネルギーを用いてアンモニアを二酸化炭素（CO_2）やオルニチンと結合させてアルギニンとし，アルギニンの一部を尿素として切り出して，再びオルニチンに戻る一連の反応からなる．尿素は尿中に排泄される（図Ⅰ-3-9）．

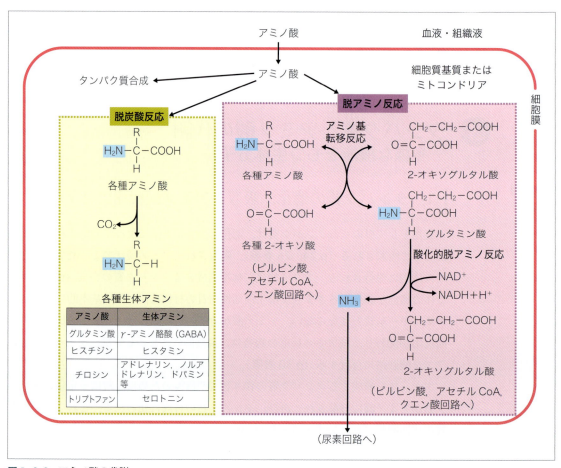

図Ⅰ-3-8　アミノ酸の代謝

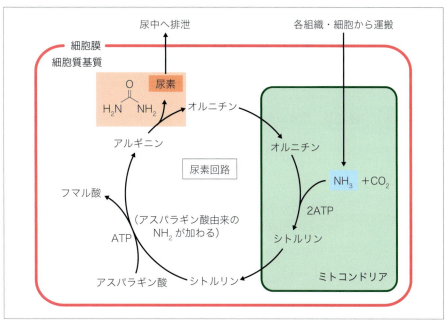

図 I-3-9 尿素回路

2) 脱炭酸反応

アミノ酸のカルボキシ基部分が脱炭酸反応を受けると,生理活性物質である**生体アミン**が生成される(図 I-3-8).生体アミンは神経伝達物質やホルモン等として重要な役割を果たす.

文献

1) 林 典夫ほか. シンプル生化学, 改訂第7版. 南江堂, 2020.
2) 菊地吾郎ほか. 一般医化学, 改訂第7版. 南山堂, 2002.
3) 全国歯科衛生士教育協議会監修. 歯科衛生学シリーズ 生物学. 医歯薬出版, 2023.
4) 全国歯科衛生士教育協議会監修. 歯科衛生学シリーズ 化学. 医歯薬出版, 2023.

4章 糖質，脂質，タンパク質代謝の相互関連

到達目標
❶ 糖質，脂質，タンパク質（アミノ酸）代謝の相互関連を説明できる．

　甘いものを食べ過ぎる等，脂質や糖質を過剰に摂取した**過栄養**状態になると，脂質は中性脂肪となって体内に蓄積され，**肥満**の原因となる．糖質は脂肪酸となり，グリセロールと結合して中性脂肪が合成され，やはり肥満の原因となる（図Ⅰ-4-1 ➡）．

　タンパク質は，通常，主要なエネルギー基質ではないが，**低栄養**状態（やせ）や飢餓状態になると，生命維持のためにタンパク質を分解し，エネルギー基質として使用されるようになる（図Ⅰ-4-1 ➡）．過度のダイエットや加齢に伴う食事量の減少によって糖質や脂質の摂取が低下すると，タンパク質が分解され，サルコペニア（筋肉量低下）やフレイル（身体的機能や認知機能の低下）のリスクが高まる．また，糖質摂取の減少に伴い，血糖の維持のために，タンパク質等から糖新生に

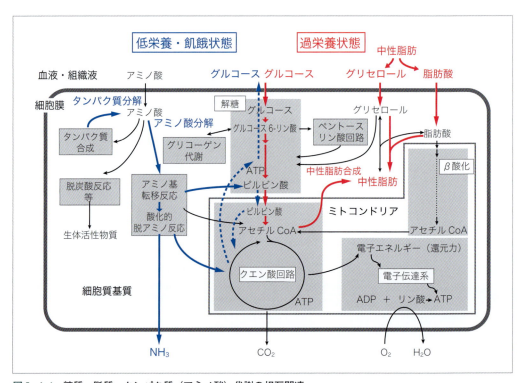

図Ⅰ-4-1　糖質，脂質，タンパク質（アミノ酸）代謝の相互関連

よってグルコースが合成されるようになる（p.36 参照）（図Ⅰ-4-1 ⋯⋯▶）．

一方，糖質，脂質に代わって，タンパク質を過剰に摂取すると，エネルギーや血糖は維持できるが，アンモニア（NH$_3$）の産生が過度に生じ，尿素に変換する肝臓と，尿素を排出する腎臓に負担をかけることになる（p.40 参照）．

また，糖質，脂質，タンパク質が適切に代謝されるためには，酵素による代謝反応の触媒が不可欠であり，ビタミンやミネラルが必要となる（p.21 参照）．したがって，健康維持・増進のためには，これらをバランスよく摂ることが望ましい．

文献

1) 林　典夫ほか．シンプル生化学，改訂第 7 版．南江堂，2020．
2) 菊地吾郎ほか．一般医化学，改訂第 7 版．南山堂，2002．
3) 全国歯科衛生士教育協議会監修．歯科衛生学シリーズ　生物学．医歯薬出版，2023．
4) 全国歯科衛生士教育協議会監修．歯科衛生学シリーズ　化学．医歯薬出版，2023．

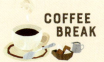

ケトン体

代謝分解されて糖新生の材料となるアミノ酸を「糖原生」アミノ酸（p.36 参照）とよびますが，代謝分解されてアセチル CoA となるアミノ酸は糖新生に利用されません．その代わり，ケトン体（アセト酢酸・アセトン・3-ヒドロキシ酪酸）になることができるため「ケト原生」アミノ酸とよばれます．

ケトン体は，飢餓状態や糖尿病によって血糖（血中グルコース）をうまく利用できない場合に，骨格筋，心筋，脳等でグルコースに代わるエネルギー源として利用されます．ケトン体は脂肪酸からも合成することができます．近年，脂質とタンパク質を積極的に摂取してケトン体を利用し，疾患治療や健康増進に活用する試みがなされており，今後の研究が期待されます．

5章 遺伝子とタンパク質合成

到達目標

❶ DNA の基本構造と，遺伝子の役割としてのセントラルドグマについて説明できる.
❷ 遺伝子から成熟 mRNA に情報を写しとる過程（転写）について説明できる.
❸ mRNA 上のコドンの情報からタンパク質を合成する過程（翻訳）について説明できる.

　DNA 上の各所に配置された遺伝子に蓄えられた遺伝情報は，DNA の複製により，分裂後のそれぞれの細胞に引き継がれる．また，この遺伝情報は，転写と翻訳により生成されたタンパク質の性質としても引き継がれる．なお，これらのような遺伝情報の流れ方をセントラルドグマという．

　遺伝子の転写により生成した mRNA には，コドンとよばれる 3 つの塩基の配列順からなる暗号があり，このコドンの並び順は，タンパク質合成におけるアミノ酸の順序を示している．リボソームでは，コドンの順番通りにアミノ酸を繋げることにより，タンパク質が合成されるが，この過程を翻訳という．

1 DNA と遺伝子

1. DNA の基本構成単位

＊真核細胞
真核細胞（人や動・植物等の細胞）では，DNA と細胞質基質とが核膜（リン脂質二重層）で隔てられていますが，原核細胞（大腸菌や乳酸菌等の細胞）では，核膜が存在せず，DNA が細胞質基質と接しています．また，真核細胞には，膜（リン脂質二重層）で覆われた細胞小器官がありますが，原核細胞にはそうした構造物は存在しません．

　真核細胞＊内の核の内部には，**核酸**が存在する．核酸には，DNA と RNA の二種類があり，その基本構成単位を**ヌクレオチド** nucleotide とよんでいる（図Ⅰ-5-1 左）．ヌクレオチドは，リン酸基，五炭糖（五つの炭素を含む糖の総称）ならびに**塩基**の 3 つの部分からなる．さらに，塩基にはその構造上の違いから，プリン塩基とピリミジン塩基の二種類がある（図Ⅰ-5-1 右）．

2. DNA 二重らせんの形成

　DNA 鎖は，ヌクレオチドの構成成分である五炭糖がリン酸基を介して重合して形成される（図Ⅰ-5-2）．なお，DNA 鎖同士が二重らせんを形成する際には，一方の DNA 鎖のヌクレオチドの塩基と，他方の DNA 鎖の塩基とで相補的な関係を保っている（図Ⅰ-5-2）．また，これらの相補的な塩基の間には，水素結合が生じて，DNA 二重らせんを形成するために役立つ．

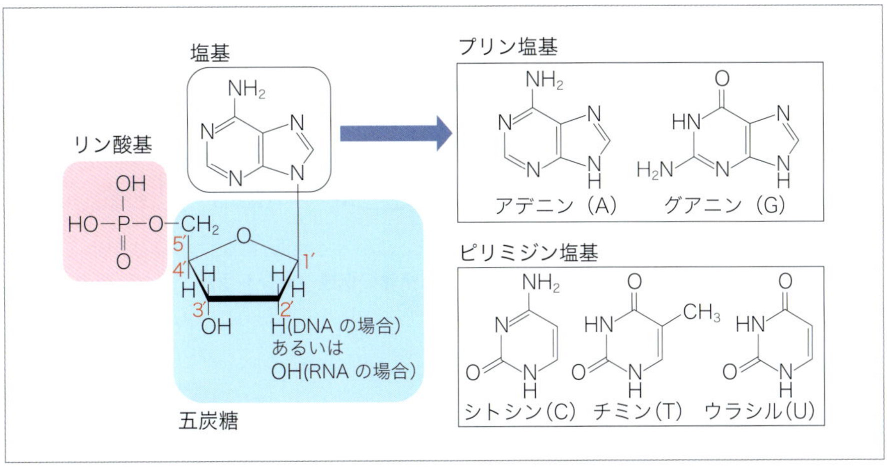

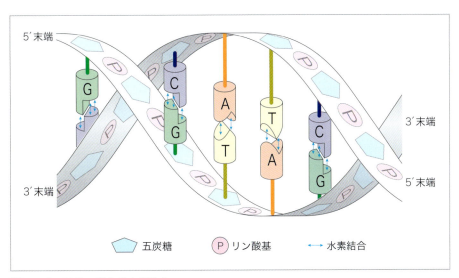

図Ⅰ-5-1 核酸の基本構成単位（ヌクレオチド）
DNAとRNAでは五炭糖の2'位*の部分に相違があり，RNAはヒドロキシ基（-OH）であるのに対し，DNAは水素のみ（-H）となっている．また，塩基のうち，A, G, CはDNAとRNAに共通し，TはDNAのみ，UはRNAのみの構成成分である．

（大塚，2008[2]），p.21の図を基に作成）

*五炭糖の炭素の位置

ヌクレオチド構成成分の五炭糖の炭素の位置は1'～5'で示され（図Ⅰ-5-1左参照），DNA鎖やRNA鎖の方向性は，この五炭糖の炭素の位置番号で表されます．DNA鎖やRNA鎖は，この5'の位置の炭素からみて，3'の位置の炭素のある方向にヌクレオチドが重合して伸長します．

図Ⅰ-5-2 DNA二重らせんの形成
A〔アデニン〕にはT〔チミン〕，または，C〔シトシン〕にはG〔グアニン〕が対応する

（大塚，2008[2]），p.21の図を参考に作成）

3．遺伝子の役割：セントラルドグマ（遺伝情報の伝達）

　細胞が分裂する際には，細胞内のDNAの複製が行われて，元の細胞のDNAがもつ遺伝情報は，分裂後のそれぞれの細胞に受け継がれる．また，DNAがもつ遺伝情報は遺伝子とよばれる部分に蓄えられているが，その遺伝情報は，転写と，その後の翻訳により，新たに合成されたタンパク質へと受け継がれていく（図Ⅰ-5-3）．このような遺伝情報の伝達の流れをセントラルドグマとよんでいる．

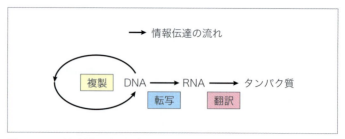

図 I -5-3　遺伝情報の伝達（セントラルドグマ）

② 遺伝子の発現とタンパク質の合成

1. RNA の合成：転写

　遺伝子に相当する部分の DNA 二重らせんがほどけた後の一本鎖 DNA 部分のいずれか片方が鋳型鎖 DNA となり，RNA 鎖が鋳型鎖 DNA 上で新たに合成される（図 I -5-4）．まずは，遺伝子の**エキソン**（遺伝情報を含む領域）と**イントロン**（遺伝情報を含まない領域）の両方を含む**メッセンジャー RNA（mRNA）の前駆体***が合成される（図 I -5-4）．DNA のヌクレオチドの塩基部分は，A，C，G，T のいずれかであったのに対して，RNA のヌクレオチドの塩基部分は A，C，G，U〔ウラシル〕

***前駆体 mRNA**
前駆体 mRNA はヘテロ核 RNA（hnRNA）ともよばれています．

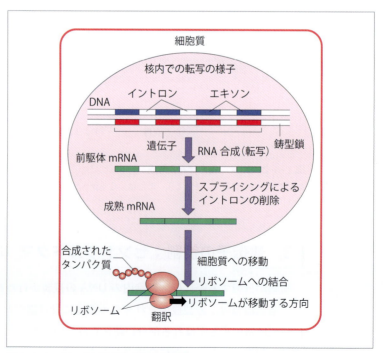

図 I -5-4　タンパク質が合成される過程

（大塚，2008[2]），p.30 の図を基に作成）

のいずれかである（RNA では、T の代わりに U を利用する）．この後，前駆体 mRNA 内のイントロンの切り離し作業（**スプライシング**）が行われ，成熟 mRNA となる（図Ⅰ-5-4）．このように，遺伝子から成熟 mRNA に遺伝子の情報が写し取られる過程を転写とよんでいる．

2. タンパク質の合成：翻訳

転写によりつくられた成熟 mRNA（以下，mRNA）は，核内から細胞質基質に移動して，リボソームに結合する（図Ⅰ-5-4）．リボソームに結合した mRNA には，タンパク質合成のための暗号としての**コドン*** codon が存在する．コドンは，mRNA 上の 3 つずつの連続した塩基配列であり，5′ 末端から 3′ 末端の方向に読み取ることができる．これらのコドンの大部分は，それぞれがタンパク質合成の基本構成単位としてのアミノ酸の種類（全部で 20 種類あるアミノ酸のいずれか）を示している．つまり，コドンの並び順が，タンパク質のアミノ酸がつながる順番を表している．

リボソームは，mRNA の 5′ 末端から 3′ 末端へと mRNA 上を滑るように移動していく（図Ⅰ-5-5）．そして，タンパク質合成開始を指示するためのコドン（**開始コドン**）である AUG を探し当て，その 5′-AUG-3′ に相補的なアンチコドン* 3′-UAC-5′ をもつトランスファー RNA（tRNA）をその場に取り込む（図Ⅰ-5-5）．開始コドン "AUG" に対するアミノ酸はメチオニン（Met）である．つまり，この 1 番目に取り込まれる tRNA に結合しているメチオニン（Met）が，タンパク質の最初のアミノ酸となる．

***コドン**
4 種の塩基を 3 つ使って表せるコドンは 4×4×4＝64 通りで，タンパク質を構成する 20 種のアミノ酸すべてに割り振ることが可能です．もし 2 つの塩基でコドンを表すとなると 4×4＝16 通りとなり，20 種のアミノ酸すべてを表せなくなってしまいます．

***アンチコドン**
成熟 mRNA 上のコドンとしての 3 つの連続した塩基配列を認識する tRNA 上の部分（3 つの連続した塩基配列）をアンチコドンといいます．コドンとアンチコドン間では，それぞれの塩基配列中の A と U 同士あるいは，C と G 同士で水素結合します．

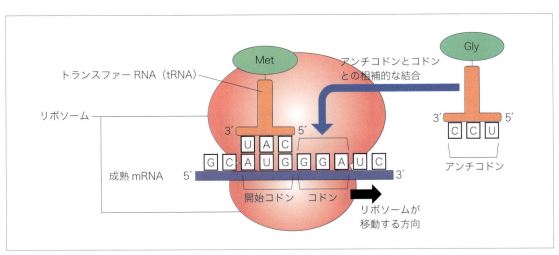

図Ⅰ-5-5 翻訳の際の mRNA 上のコドンとアミノ酸配列との関係
開始コドンの AUG に続く，GGA に対応するアミノ酸はグリシン（Gly）であるため，GGA に相補的なアンチコドンを持つ tRNA が次に取り込まれる．それによって，Met には Gly がペプチド結合する．

（大塚，2008[2]），p.30 の図を基に作成）

表Ⅰ-5-1 mRNAのコドン表

1文字目 （5′末端）	2文字目				3文字目 （3′末端）
	U	C	A	G	
U	Phe	Ser	Tyr	Cys	U
	Phe	Ser	Tyr	Cys	C
	Leu	Ser	終止	終止	A
	Leu	Ser	終止	Trp	G
C	Leu	Pro	His	Arg	U
	Leu	Pro	His	Arg	C
	Leu	Pro	Gln	Arg	A
	Leu	Pro	Gln	Arg	G
A	Ile	Thr	Asn	Ser	U
	Ile	Thr	Asn	Ser	C
	Ile	Thr	Lys	Arg	A
	Met（開始）	Thr	Lys	Arg	G
G	Val	Ala	Asp	Gly	U
	Val	Ala	Asp	Gly	C
	Val	Ala	Glu	Gly	A
	Val	Ala	Glu	Gly	G

図Ⅰ-5-5にある開始コドンと書かれた，"AUG"を例にあげると，最初の段階で，表の左端の縦列（1文字目）に書かれた"A"の範囲にある7種類のアミノ酸に絞られる．次に表の上端（2文字目）の"U"に対応する範囲のいずれかのアミノ酸（Ile か Met）に絞られる．最後に表の右端の縦列（3文字目）に書かれた"G"と同じ行にあるアミノ酸である"Met（開始）"〔メチオニン〕に絞り込まれる．
アミノ酸の略号は図Ⅰ-1-9参照

　この後，リボソームは，開始コドンの後の各コドンの塩基配列を順番に読み取り，それぞれのコドンに相補的なアンチコドンをもつtRNAを次々と取り込んで，それぞれのtRNAに結合している各アミノ酸をMetから順番につなげていく．また，リボソームにおけるアミノ酸鎖の伸長（合成）を終えるためのコドン（**終止コドン**：UAA，UAG，UGA）も存在する．なお，各コドンの塩基配列がどのアミノ酸を示すのかについては，コドン表を用いればわかる（**表Ⅰ-5-1**）．

　たとえば，**図Ⅰ-5-5**の"開始コドン AUG"は表Ⅰ-5-1をみると，"Met"（開始）に対応することが読み取れる．同様に，"GGA"は"Gly"に対応することがわかる．

　このように，リボソームが，mRNA上のそれぞれのコドンの暗号通りにアミノ酸鎖を伸長させて，タンパク質を合成する過程を翻訳という．

　また，遺伝子に蓄えられた遺伝情報が，転写・翻訳の段階を経て，タンパク質が合成されるまでの過程をひとまとめにして，**遺伝子発現**とよんでいる．

文献

1) NCBI homo sapiens updated annotation release 109.20200522：https://www.ncbi.nlm.nih.gov/genome/annotation_euk/Homo_sapiens/109.20200522/
2) 大塚吉兵衛ほか著．改訂第3版，医歯薬系学生のためのビジュアル生化学・分子生物学．日本医事新報社，2008.

6章 人体における恒常性の維持

到達目標

❶ 体内の内部環境を一定に維持する必要性を，血液pHや血糖値を例として説明できる.

❷ 恒常性を維持するためにホルモン系や自律神経系が協調して働くことを説明できる.

❸ 細胞間で種々のシグナル物質が分泌，受容されていることを説明できる.

　ヒトは多細胞体で，多くの細胞が目的をもって集合した組織，さらに組織が組み合わさって特化した機能を営む器官を形成し，高次の機能を発揮している．個々の細胞は体液に取り囲まれ，この環境下で各細胞は種々のシグナル物質を分泌，受容して，コミュニケーションを取りながら全体の調和を保っている（p.9 参照）.

1 恒常性（ホメオスタシス）とは

　細胞内で行われる代謝，すなわち連続した酵素反応は一定の規則に従って，しかも細胞間で統合的に全体として調和のとれた形で進行する必要がある．細胞内の酵素反応が正しく進行するためには，内部環境を一定の状態に維持させる仕組み，すなわち，恒常性（ホメオスタシス）が必要である.

1. 血液の緩衝能

* 至適 pH
酵素が最もよく働く（最大の活性を示す）ときのpHをいいます.

🔗 Link
『解剖学・組織発生学・生理学』
p.234

　酵素反応は，至適 pH* で示されるように pH の影響を受けるため（p.27 参照），基本となる内部環境の pH を一定に維持することは重要である．このために血液の pH は 7.4 前後に保たれている．しかしながら，たとえば好気的なグルコース分解反応では二酸化炭素（揮発性酸*）が，嫌気的な解糖では乳酸（不揮発性酸*）が生成される（p.33 参照）．水素イオン濃度 $[H^+]$ が上昇すれば pH は低下するので，pH を保つために揮発性酸は肺呼吸で，不揮発性酸は腎臓からそれぞれ排出される.

　さらに，このような水素イオン濃度 $[H^+]$ の変化を防ぐために，瞬時に作用するのが血液中の**重炭酸イオン**（HCO_3^-）を中心とした緩衝系である．ヘモグロビン，血漿タンパク質およびリン酸イオン（HPO_4^{2-}）も緩衝作用をもつが，特に重炭酸イオンは重要で**予備アルカリ**とよばれている．重炭酸イオンによる緩衝作用は次の式で成立している（p.13 参照）.

$$HCO_3^- + H^+ \rightleftarrows H_2CO_3 \rightleftarrows CO_2 + H_2O$$

49

この反応を触媒するのは**炭酸脱水酵素**である．炭酸脱水酵素は全身に存在するが，特に赤血球中に高濃度で存在し，細胞で産生された CO_2 はすみやかに赤血球中に取り込まれ，処理される．

2. 血糖値*

血漿中に含まれる糖質のほとんどは**グルコース**で，血中グルコース濃度のことを血糖値という．グルコースは体内のすべての細胞に供給され，細胞内で分解されてエネルギーとなる（p.29 参照）．したがって，血糖値は常時一定に維持する必要があり，空腹時では 70～110 mg/dL に調節されている．血糖値を調節しているホルモンを，一括して**表Ⅰ-6-1** に示す．

食後は，体内に吸収されたグルコースが肝臓に送られ肝臓から血中に供給されるため，血糖値が 140 mg/dL 程度にまで上昇する．これに対応するために，膵臓のランゲルハンス島 B 細胞（β 細胞）から**インスリン**が分泌され，余剰の血中グルコースをグリコーゲンとして肝臓や筋肉に，さらに中性脂肪として脂肪組織に貯蔵させている．およそ 2 時間後には空腹時血糖値の状態に戻る．グルコース摂取後の血糖値の経時変化とその調節の仕組みを，**図Ⅰ-6-1** と**図Ⅰ-6-2** にそれぞれ示す．

飽食の時代にあって，食物の過剰摂取が続くとインスリンの働きが悪くなり（これをインスリン抵抗性*という），血糖値が 180 mg/dL を超えてしまうと尿中にグルコースが排泄されることとなる．このような状態が**糖尿病**である．糖尿病の検査では，経口ブドウ糖（グルコース）負荷試験で，インスリンの働きを検査している．

一方，血糖値が基準値より低下すると，冷汗，ふるえ，目のかすみ等の症状が現われ，30 mg/dL を下回ると昏睡状態となる．これを回避するために体内には血糖量を増加させるために働くホルモンが複数存在する．血糖値が低下したときの調節の仕組みを，**図Ⅰ-6-3** に示す．

膵臓のランゲルハンス島 A 細胞（α 細胞）から分泌される**グルカゴン**は作用発現が速く，肝臓のグリコーゲンの分解を促進し，直接，血中にグルコースを供給さ

＊インスリン抵抗性
インスリンの作用が十分に発揮できない状態をいいます．具体的には，本来はグルコースを取り込み，グリコーゲンを合成する肝細胞等の細胞が，グルコースを取り込めない状態になっています．

表Ⅰ-6-1　血糖値調節ホルモン

ホルモン	種類	内分泌腺	血糖値	作用
インスリン insulin	ペプチド	膵臓 ランゲルハンス島 B 細胞	低下	グリコーゲンの合成促進 中性脂肪の合成促進
グルカゴン glucagon	ペプチド	膵臓 ランゲルハンス島 A 細胞	上昇	肝臓でのグリコーゲンの分解促進 中性脂肪の分解促進
アドレナリン adrenaline	アミノ酸 誘導体	副腎髄質		肝臓，筋肉でのグリコーゲンの分解促進 （筋肉からは血中に供給されない）
糖質コルチコイド glucocorticoid	ステロイド	副腎皮質		肝臓での糖新生の促進 （作用は遅い）

Link
『臨床検査』
p.88-92, p.115, 116

Link
『解剖学，組織発生学，生理学』
p.251-253

人体の代謝と機能

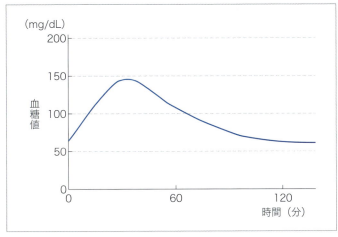

図 I -6-1　経口ブドウ糖（グルコース）負荷試験
体重1kgあたり1gのグルコースを経口投与後の健常者の血糖曲線．小腸から吸収されたグルコースは肝臓を経て血中に入り，血糖値を上昇させる．血糖値の上昇に伴い，インスリンが分泌され徐々に血糖値は低下する．約120分後には空腹時の状態に戻る．

（文献4を参考に作成）

せる．**アドレナリン**は肝臓と筋肉に貯蔵されているグリコーゲンの分解を促進する．筋肉ではグリコーゲンが分解されてグルコース6-リン酸が生成されるが，これをグルコースに変える酵素がないため，グルコースとして血中には入らず，そのまま筋肉内で利用される．副腎皮質で産生されるステロイドホルモンの**糖質コルチコイド**は，アミノ酸や中性脂肪からグルコースを生成させる（糖新生，p.36参照）ので，作用発現はやや遅れる．

2　ホルモン系と自律神経系[*]

🔗 **Link**
『解剖学，組織発生学，生理学』
p.201, 246

[*]ホルモン系と自律神経系のネットワークの例
インスリンはホルモンですが，インスリン抵抗性が生じると，肝臓から内臓神経求心路を経て中枢神経系に情報が伝えられ，脳から膵臓への迷走神経シグナルによって代償的にインスリンの分泌が増加します．このように内分泌系と神経系は密接に関連して相互作用しています．

　外界からの刺激に対応し，恒常性を保つ調節系を刺激反応系という．これを成立させるための細胞間のコミュニケーションを担うのが内分泌（ホルモン）系と神経（自律神経）系である．

　ホルモン系ではホルモンが産生細胞から血中に分泌され，標的細胞の受容体に結合し，標的細胞で特定のタンパク質合成を促すことでその細胞の機能を発揮させている．

　自律神経系は人体の植物性機能（循環，呼吸，消化，分泌，生殖等）を調節している．拮抗的に働く交感神経と副交感神経からなり，通常，1つの器官は両神経の支配（拮抗支配，二重支配）を受け，不随意的に恒常性を保っている．

　ホルモン系と自律神経系の2つのシステムは，相互に関連しネットワークを形成している[*]．この相互作用の崩壊が生活習慣病の発症に関わることも知られている．

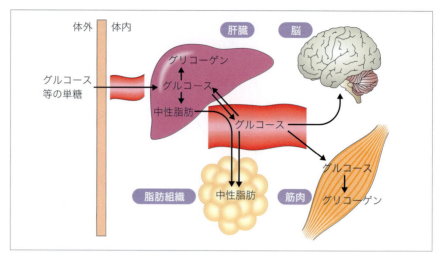

図Ⅰ-6-2 血糖値上昇時の各臓器での調節の仕組み

体内に吸収された単糖は肝臓ですべてグルコースに変換された後,血中に出されて血糖値を上昇させる.インスリンは,血中のグルコースを肝臓に戻し,グリコーゲンの合成を促進するとともに,肝細胞での脂肪酸生成を促進し,中性脂肪の合成を促進する.また,脂肪細胞に対してはグルコースを取り込み,中性脂肪合成を促進するように働く.さらに,筋肉でもグルコースの取り込みを促し,グリコーゲンの合成を促進させる.

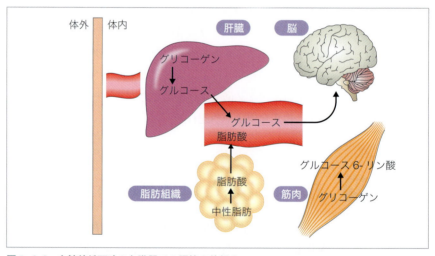

図Ⅰ-6-3 血糖値低下時の各臓器での調節の仕組み

血糖値を維持するために,グルカゴンが肝臓のグリコーゲンの分解を促進し,グルコースを血中に放出している.脂肪組織では,中性脂肪を分解して脂肪酸として血中へ放出する.脂肪酸はアルブミンによって輸送されている.一方,大量のエネルギーを必要とする筋肉ではアドレナリンが働き,グリコーゲンを分解する.ここで生成したグルコース6-リン酸はそのまま筋肉で利用される.

文献

1) 全国歯科衛生士教育協議会監修.歯科衛生学シリーズ 人体の構造と機能1 解剖学・組織発生学・生理学.医歯薬出版,2022.
2) 全国歯科衛生士教育協議会監修.歯科衛生学シリーズ 臨床検査.医歯薬出版,2023.
3) 医歯薬出版編.2023年度歯科衛生士書き込み式学習ノート①専門基礎科目編.医歯薬出版,2023.
4) 清水孝雄監訳.イラストレイテッド ハーパー・生化学,原著30版.丸善出版,2016,225.

II編

口腔の代謝と機能

歯と歯周組織の生化学

到達目標

❶ 歯と歯周組織の概要を説明できる.
❷ 歯周組織の組成と機能を説明できる.
❸ 結合組織を構成する主な細胞外マトリックスの構造と機能, 合成と分解を説明できる.
❹ 歯を構成する無機成分と有機成分を説明できる.

＊結合組織

人体は4種類の組織（上皮組織, 神経組織, 支持組織, 筋組織）で成り立っており, そのうちの支持組織とは, 体全体や臓器・器官等を支えている組織のことで, 骨, 軟骨, 結合組織等に分けられます. 支持組織全体のことを, 広い意味で結合組織とよぶことも多く, 本書ではこちらを採用しています.

口腔は消化管の入り口であり, その特徴の1つとして歯と歯周組織が存在する.

歯周組織はセメント質, 歯根膜, 歯肉, 歯槽骨からなり, その大部分は**結合組織**＊からなる. 結合組織は間葉系組織由来であり, さまざまなタンパク質やプロテオグリカン（p.58 参照）等から構成される. 結合組織は全身に広く存在し, 体や組織の支持, 水やイオンの保持や輸送, 細胞の代謝産物等の調節, 炎症の場としての生体防御といった機能を果たしている. 歯周組織は歯を支持し, 歯の機能を支える.

歯は外胚葉由来のエナメル質と間葉系組織由来の象牙質とセメント質, 歯髄からなる. エナメル質はその由来から結合組織とは異なった組織からなり, 無機成分の比率が97％と人体でもっとも高い. 歯は独自の形態的, 組織的, 機能的特徴をもつことから, 歯科医学が対象とする重要な器官となっている.

本章では, 歯と歯周組織を構成する組織とその機能について, 生化学的に学ぶ.

1 歯と歯周組織＊

＊セメント質

歯の三硬組織の1つですが, 発生学的に, あるいは構造と機能面から歯周組織の1つとされています.

🔗 **Link**

『歯周病学』
Ⅰ編2章①
『口腔解剖学・口腔組織発生学・口腔生理学』
Ⅰ編3章

歯はエナメル質, 象牙質, 歯髄からなる. 歯周組織はセメント質＊, 歯根膜, 歯肉, 歯槽骨からなる.

体の表面に存在し外部環境と内部環境を分けているのが**上皮組織**である. この上皮組織は基底膜によって結合組織を覆っている. 歯は口腔という外部環境へ露出しており, 歯肉の上皮部分は上皮組織であり, エナメル質は上皮に由来する（図Ⅱ-1-1）.

歯肉は, 辺縁歯肉（遊離歯肉）と付着歯肉に分けられる. 辺縁歯肉の唇頬側の上皮は角化しているが, 歯肉溝側の上皮は角化しておらず, 上皮細胞の間隙から好中球やマクロファージ等を含む組織液が滲出する. これが歯肉溝滲出液である. 歯肉の上皮組織は, 歯周病の予防・治療やインプラント治療等, 歯科臨床においてきわめて重要な組織である.

口腔内での微生物侵入に対する生体防御の最初の場は歯肉の上皮組織であるが,

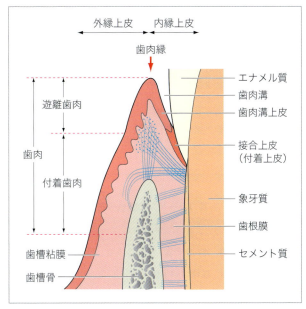

図Ⅱ-1-1　歯頸部組織断面の模式図[1]

ここで防御できないと下層の結合組織において次の防御の仕組みである炎症が引き起こされる．歯肉における炎症が歯肉炎であり，さらに広範な歯周組織に炎症が及ぶのが歯周炎である．

❷ 歯周組織の主要成分としての結合組織

1．結合組織の組成と機能

結合組織は体や組織の支持機能に加え，水やイオンの保持や輸送，細胞の代謝産物等の調節といった機能を有し，また炎症の場として生体防御における機能も果たしている．

結合組織は細胞と**細胞外マトリックス***からなる（表Ⅱ-1-1）．細胞は，線維芽細胞，骨芽細胞，軟骨細胞等である．また，マクロファージや好中球等，血液に由来する細胞も存在する．皮膚や軟骨等の軟組織の結合組織には水が大量に含まれている．一方，骨や象牙質等その物理的な性質から硬組織とよばれる組織では，水の大部分がヒドロキシアパタイトという無機成分に置き換わり，全重量の約7割を占めている．

細胞外マトリックスは結合組織中の線維芽細胞，骨芽細胞とその仲間の細胞群によって産生され，コラーゲン等の「**線維状タンパク質**」と無定形の「**プロテオグリカン**」，そして，「**接着性タンパク質**」等からなる．これらは，ただ単に細胞と細胞の隙間をうめる物質ではなく，周囲の細胞の増殖・分化や機能を調節する物質とし

*細胞外マトリックス
細胞の外に存在する不溶性の有機成分のことです．

表Ⅱ-1-1　結合組織の組成

細胞成分	線維芽細胞，骨芽細胞，軟骨細胞，脂肪細胞等
	マクロファージ，好中球，リンパ球，マスト（肥満）細胞等
細胞外マトリックス成分	
線維状タンパク質	コラーゲン，エラスチン，フィブリリン
プロテオグリカン	アグリカン，パールカン，デコリン等
グリコサミノグリカン	ヒアルロン酸等
接着性タンパク質	ラミニン，フィブロネクチン等
非コラーゲン性タンパク質	オステオカルシン，オステオポンチン等
無機成分	水，ヒドロキシアパタイト，塩類等

表Ⅱ-1-2　各種コラーゲンの組織分布および特徴

型	分布	特徴
Ⅰ	皮膚，骨，象牙質，セメント質，腱，靱帯等	線維性コラーゲン，広範な組織に大量に存在
Ⅱ	軟骨，眼球の硝子体	線維性コラーゲン，軟骨に特有
Ⅳ	基底膜	非線維性コラーゲン，基底膜で二次元の網目構造を形成

ての役割も果たしている．

2. 線維状タンパク質

1）コラーゲン

　コラーゲンは線維状タンパク質で，哺乳動物の体のタンパク質では最も多く，約3割を占める．コラーゲン分子は3本のポリペプチド鎖（α鎖）からなる．コラーゲンは1種類のタンパク質ではなく，α鎖の種類と組み合わせから20種類以上の型が知られ，その型はローマ数字がつけられている．代表的なコラーゲンを表Ⅱ-1-2にまとめた．

　骨，象牙質，セメント質，皮膚，腱等，広く分布するのがⅠ型コラーゲン，軟骨に存在するのが主にⅡ型コラーゲン，基底膜に存在するのがⅣ型コラーゲンである．コラーゲンは水に溶けない線維状タンパク質として，組織の機械的支持の他，周囲の細胞にとって足場としての働きも有している．

　コラーゲンは，特有のアミノ酸組成を有する．すなわち，グリシンが全アミノ酸の約1/3と非常に多く，プロリンも他のタンパク質に比べて多く2割程度である．また，ヒドロキシプロリンとヒドロキシリシンという他のタンパク質にほとんど含まれない特徴的なアミノ酸を含んでいる．グリシン-X-Yの繰り返し配列におけるXの位置にプロリン，Yの位置にヒドロキシプロリンが多く存在する．

　コラーゲンのα鎖は約1,000のアミノ酸からなり，その中央部分にはグリシン-X-Yの300回にも及ぶ繰り返し配列が存在し，これにより3本のα鎖がコラーゲンに特有の3本鎖らせん構造となる（図Ⅱ-1-2）．3本鎖らせん構造となったコ

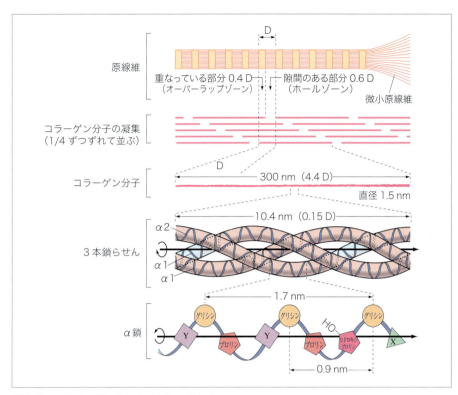

図Ⅱ-1-2　コラーゲンの原線維からα鎖まで
「コラーゲン分子」が集まると「微小原線維」に，微小原線維が集まり「原線維」に，原線維が集まると「コラーゲン繊維」になる．
D：電子顕微鏡で観察される縞模様の1周期．

(文献2を基に作成)

ラーゲン分子は，全長の1/4ずつずれて並ぶため，隙間のある部分とない部分が交互に並び，縞模様を形成する．隣り合う分子との隙間をホールゾーンといい，硬組織での石灰化に関与している．さらにコラーゲンの分子間は共有結合による架橋を形成し，一層，安定な構造となりコラーゲン線維の力学的強さをもたらしている．

Ⅰ型コラーゲンに特徴的な**ヒドロキシプロリン**と**ヒドロキシリシン**はタンパク合成（翻訳）後に，細胞内で水酸化酵素によってプロリンとリシンが水酸化されてできる．この水酸化の反応には**ビタミンC**と2価鉄（Fe^{2+}）が必要である．ビタミンCが欠乏し水酸化反応ができないと，コラーゲンの3本鎖らせん構造がうまく形成できず，コラーゲン線維の構造が弱くなる．このビタミンC欠乏症が**壊血病**（p.21参照）であり，その主症状として歯肉出血や皮下出血等がある．

2）エラスチン

エラスチン*は結合組織において，コラーゲンとともに存在する線維状タンパク質である．エラスチンはコラーゲンと同じように架橋結合を含み，**弾性線維**とよばれ，組織の伸び縮みに寄与している．エラスチンの弾力性はコラーゲンの約1,000倍といわれる．組織中のコラーゲンとエラスチンの比によってその組織の力学的性

＊**エラスチンの名称**
エラスチンが形成する弾力線維（elastic fiber）に由来します．

質が変わる．エラスチンは大動脈壁や靱帯等に多く存在し，皮膚や腱にはそれほど含まれていない．

アミノ酸組成が特徴的で，コラーゲンと同じようにグリシンが1/3を占めプロリンも多い．しかし，ヒドロキシプロリンは少なく，ヒドロキシリシンは存在しない．

3. プロテオグリカンとグリコサミノグリカン

1) プロテオグリカンとグリコサミノグリカンの構造と機能

プロテオグリカン*は，皮膚，骨，軟骨，靱帯等，結合組織に広く存在し，動脈壁，眼球の硝子体液，関節滑液等に豊富に存在する．プロテオグリカンは，コアタンパク質に二糖の単位が40〜100回繰り返した多糖であるグリコサミノグリカンが共有結合したものである．グリコサミノグリカンには，構成する糖の違いにより種々のものがある（表II-1-3）．

プロテオグリカンはグリコサミノグリカンにヒドロキシ基を多く含み，大量の水分子と結合して粘稠なゲルとなりクッションのように働き，組織の線維成分および細胞を保護するとともに，圧迫等の力学的負荷に耐える弾力性を組織に与える．また，組織液の粘性の増加は関節の潤滑性をもたらす．グリコサミノグリカンに含まれるカルボキシ基や硫酸基は塩類保持の役割も果たす．プロテオグリカンとグリコサミノグリカンは，組織中の細胞増殖因子，サイトカインや細胞外マトリックス成分等さまざまな生体内分子と相互作用し，生物学的な機能も発揮する．

2) 主なプロテオグリカン

プロテオグリカンは，コアタンパク質の違いによって命名されている（表II-1-4）．**アグリカン**は軟骨に特異的に存在するプロテオグリカンで，軟骨基質中に存在し，乾燥重量の約5割を占めている．コアタンパク質に100本以上の大量のコンドロイチン硫酸と数本のケラタン硫酸が結合し，リンクタンパク質との非共有結合を介して1本のヒアルロン酸と複合体を形成し，巨大な分子サイズの会合体として存在する（図II-1-3）．**パールカン**は基底膜に存在し，IV型コラーゲンやラミ

*プロテオグリカン
プロテオグリカンは「タンパク質を含む多糖体」という意味です．プロテオグリカンは糖タンパク質（「糖を含むタンパク質」）とは異なります．

*ヒアルロン酸
グリコサミノグリカンの1つです．親水性で多くの水分を含み，潤滑性をもたらすことから化粧品の保湿成分として利用されています．また，ひざや肩の関節内にヒアルロン酸を注射する治療も行われています．

*ヘパリン
ヘパリンには抗凝血作用があります．

表II-1-3　代表的なグリコサミノグリカン

名称	分布
ヒアルロン酸*（ヒアルロナン）	眼球の硝子体，関節液，皮膚，軟骨等
コンドロイチン4-硫酸（コンドロイチン硫酸A）	軟骨，角膜，大動脈等
ケラタン硫酸	軟骨，骨，角膜等
ヘパラン硫酸	プロテオグリカンとして広範な組織
ヘパリン*	マスト（肥満）細胞，肝，肺

この他にコンドロイチン，コンドロイチン6-硫酸（コンドロイチン硫酸C），デルマタン硫酸（コンドロイチン硫酸B）等がある．

表Ⅱ-1-4　代表的なプロテオグリカン

名称	グリコサミノグリカンの種類，数	分布と特徴
アグリカン	CS, 100< KS, 20〜30	軟骨，軟骨の乾燥重量の約50% リンクタンパク質を介してヒアルロン酸と結合し巨大な会合体を形成
パールカン	HS, 3	Ⅳ型コラーゲンやラミニンと結合し，基底膜に存在
デコリン	CS/DS, 1	Ⅰ，Ⅱ，Ⅳ型コラーゲンと結合，小型 皮膚，腱，骨等に存在

CS：コンドロイチン硫酸，KS：ケラタン硫酸，HS：ヘパラン硫酸，DS：デルマタン硫酸

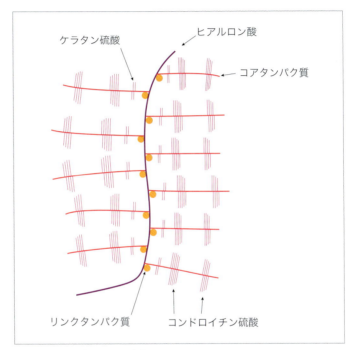

図Ⅱ-1-3　アグリカンの模式図

ニンと結合する．**デコリン**は小型のプロテオグリカンでⅠ，ⅡおよびⅣ型コラーゲンと結合する．

4．接着性タンパク質

　細胞外マトリックスの成分として，細胞や他の細胞外マトリックスの分子と接着する糖タンパク質があり，接着性タンパク質と総称される．この分子は細胞や細胞外マトリックス分子と結合する領域（ドメイン）を持ち，代表的なものとしてフィブロネクチンやラミニン等がある．

　この接着性タンパク質と特異的に結合する受容体タンパク質が細胞膜上に埋め込まれている．これが**インテグリン**である．細胞がインテグリンを介して接着性タン

パク質と接着すると，細胞内のシグナル伝達の仕組みで情報が伝わり，細胞の生存，増殖，分化，形態，運動等が調節される．

1) フィブロネクチン

フィブロネクチンは，血中に存在する血漿フィブロネクチンと結合組織や基底膜の細胞表面に存在する細胞性フィブロネクチンがある．コラーゲン結合領域を介しコラーゲンと結合する．細胞の接着，伸長，移動，分化や増殖等，広範な生理活性を有し，発生・創傷治癒や癌の転移等に関与している．

2) ラミニン

ラミニンは基底膜の主要な構成成分である．上皮細胞や内皮細胞により産生されるが，線維芽細胞からは産生されず，また血中には存在しない．IV型コラーゲン結合領域を介してIV型コラーゲンと結合し基底膜を構成する．

5. 非コラーゲン性タンパク質

硬組織の結合組織の有機成分としてはコラーゲンが大部分であるが，これに加えていくつかの酸性タンパク質が存在する．その一部のタンパク質は高度にリン酸化されている．これらは非コラーゲン性タンパク質とよばれる．

1) オステオカルシン

オステオカルシンは分化した骨芽細胞と象牙芽細胞によって特異的に産生・分泌され，ヒトでは49個のアミノ酸残基からなる小さなタンパク質である．グルタミン酸がカルボキシ化されたγ-カルボキシグルタミン酸（Gla）を1分子中に最大で3つ有し，**骨Glaタンパク質**ともよばれる．このカルボキシ化にはビタミンKを必要とする．オステオカルシンは酸性アミノ酸が豊富で，カルシウムイオンと強く結合する．血中にもオステオカルシンが存在する．骨形成が増加するとオステオカルシンの産生量は増加するので，血中のオステオカルシンも増加する．

2) オステオポンチン

オステオポンチンは，骨基質中の非コラーゲン性タンパク質のおよそ10%を占める．歯のセメント質にも存在する．酸性アミノ酸が豊富でリン酸化された糖タンパク質である．オステオポンチンは，ヒドロキシアパタイトに対して親和性を有し，この結晶の形成と成長を阻害することから，石灰化に関与していると考えられている．また，細胞接着配列を有し細胞表面のインテグリンと結合し，前述の細胞接着タンパク質の1つでもある．破骨細胞表面のインテグリンと骨基質中のオステオポンチンは強固に接着し，密閉された空間がつくられる．この空間に破骨細胞は酸を分泌し，ヒドロキシアパタイトを溶解して骨吸収が行われる（p.75参照）．

3）その他の非コラーゲン性タンパク質

前述の他，骨や象牙質には骨シアロタンパク質，マトリックス Gla タンパク質等の非コラーゲン性タンパク質が存在する．また，象牙質に特有の非コラーゲン性タンパク質として，象牙質リンタンパク質（ホスホホリン）等がある（p.66 参照）．

6. 細胞外マトリックスの分解

細胞外マトリックスも，常に合成と分解が繰り返されている．分解に関与するタンパク質分解酵素が，メタロプロテアーゼとセリンプロテアーゼである．メタロプロテアーゼのうち**マトリックスメタロプロテアーゼ** matrix metalloprotease (MMP) は酵素の活性中心に金属イオンが存在する．代表的な MMP として**間質コラゲナーゼ**，**ゼラチナーゼ**がある．間質コラゲナーゼは，Ⅰ型コラーゲンを3本鎖らせん構造のまま切断する酵素で線維芽細胞，骨芽細胞，マクロファージ等が産生する．ゼラチナーゼはゼラチン*等を分解する．

組織で産生された MMP は不活性型として存在するが，プラスミン等により切断され活性型となり機能する．活性化された MMP は，内在性のインヒビター (TIMP*) により不活化される．これにより，細胞外マトリックスを必要以上に分解しないよう調節されている．

炎症時には，炎症性サイトカインである IL-1 により間質コラゲナーゼの産生が亢進する．好中球が産生する好中球エラスターゼやカテプシン G 等の**セリンプロテアーゼ**も炎症時の組織の破壊に関与する．セリンプロテアーゼの一種である**カテプシン K** は破骨細胞が産生し，Ⅰ型コラーゲンを分解する．なお，このカテプシン K の働きを抑えると骨吸収が抑制されることから，骨吸収において重要である．

＊ゼラチン
コラーゲンを加熱すると3本鎖らせん構造が壊れて液状化します．これがゼラチンで，冷却しても元の3本鎖らせん構造には戻りません．お菓子のゼリー，煮魚にできる煮こごりも同様です．

＊TIMP
tissue inhibitor of metalloprotease の略で，インヒビターとは阻害物質のことです．

---

③ 歯

1. 歯の組成

歯は発生の過程で由来の異なる組織からつくられる．エナメル質は外胚葉由来のエナメル芽細胞から，象牙質とセメント質は，それぞれ間葉系組織由来の象牙芽細胞とセメント芽細胞から形成される．象牙質とセメント質は，65～69％の有機質と20～23％の無機質からなるよく似た組成をもち，同じく間葉系組織由来である骨とも似ている．一方，エナメル質はこれらとは大きく異なり，95％を無機質が占め，有機質はわずか1％である（**図Ⅱ-1-4**）．

エナメル質は**人体で最も硬い組織**であり，硬さは石英（水晶）（モース硬度7）と同等で，歯科用材料の白金加金より硬く，コバルトクロム鋼より軟らかい．硬い組織でも，単一の無機質結晶であれば脆くなるが，エナメル質は，95％を占める

*アパタイト

ギリシャ神話の女神のApateに由来し，「欺瞞（あざむくこと，だますこと）」の化身といわれます．これは，アパタイトの組成が一定せず，アクアマリンや紫水晶といった宝石と間違えやすく，常に人を惑わせてきた鉱物だったためのようです．和名では燐灰石といいます．一般的な化学式は$Ca_{10}(PO_4)_6X_2$であり，Xがヒドロキシ基(OH)のものをヒドロキシアパタイトといいます．一方，Xがフッ素のものがフルオロアパタイト$Ca_{10}(PO_4)_6F_2$です．

*結晶

結晶とは原子や分子が空間的に規則正しく繰り返し配列した物質です．繰り返し配列の最小単位のことを「単位胞」といいます．ヒドロキシアパタイトは$Ca_{10}(PO_4)_6(OH)_2$を単位胞とする結晶で，単位胞は一辺0.942 nmの菱形の底面と高さ0.688 nmのとても小さな菱餅の形（平行六面体）をしています．(p.73参照)

*水和層と吸着イオン層

ヒドロキシアパタイト結晶の表面に露出しているイオンは，唾液等の水溶液と反応し「水和層」をつくります．さらに，水溶液に含まれるイオンが結晶表面のイオンに吸着され「吸着イオン層」ができます．これらを介して各種イオンの導入や置換が生じます．環境中のイオンは，水和層⇄吸着イオン層⇄結晶内部と，時間とともに入れ代わります．

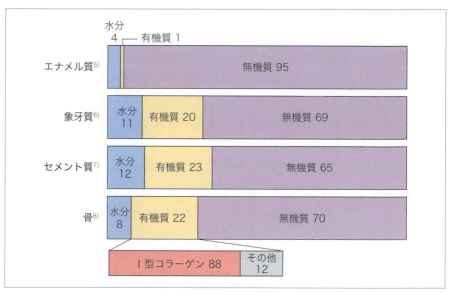

図Ⅱ-1-4　歯と骨の無機質，有機質および水分量（重量%）

多数の無機質結晶を1%の有機質でつなぐことで強さを得ている．さらに，有機成分の多い象牙質による裏打ちが歯全体に硬さと強さを与えている．このような構造のため，エナメル質の厚さは2〜3 mmでも十分に咬合や咀嚼による力に耐えることができる．

2. 歯の無機成分

歯を形成する主な無機成分は**ヒドロキシアパタイト**＊ hydroxyapatite〔$Ca_{10}(PO_4)_6(OH)_2$〕という**リン酸カルシウム**の結晶体である．歯にはリン酸カルシウム以外にもさまざまな無機質が含まれる．

1) ヒドロキシアパタイト

ヒドロキシアパタイト結晶＊の大きさは，エナメル質では(30〜1,000)×(30〜120) nm，象牙質や骨では(10〜30)×(2.5〜7.5) nmとされている．これらの微小結晶が規則的に配列し，有機質と組織化することでエナメル質や象牙質となる．

結晶が小さくなるほどその総表面積は大きくなり（エナメル質で1〜3 m²/g，象牙質で約200 m²/g），結晶表面では，唾液等に触れることで**水和層**と**吸着イオン層**＊が形成され，これらを介したイオン交換反応によって，常に無機成分の置換が生じる（図Ⅱ-1-5）．

エナメル質は歯の萌出後，唾液に触れることでさらに石灰化が進行し，硬く緻密になっていき，これを**萌出後成熟**という．これは，ヒドロキシアパタイトの表面に生じる水和層と吸着イオン層を介したカルシウムイオン等の導入によって生じる．

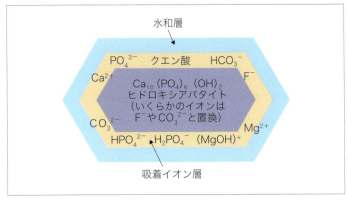

図Ⅱ-1-5 ヒドロキシアパタイトを囲む水和層と吸着イオン層[5]

表Ⅱ-1-5 ヒトのエナメル質と象牙質および骨の無機質組成（乾燥重量%）[9]

	エナメル質	象牙質	骨
Ca	36.00 (33.6〜39.4)	27.00	24.50
P	17.70 (16.1〜18.0)	13.00	10.50
CO_2	2.05 (2.7〜5.0)	4.80	5.50
Na	0.50 (0.25〜0.90)	0.30	0.70
Mg	0.44 (0.25〜0.90)	1.10	0.55
Cl	0.30 (0.19〜0.30)	0.01	0.10
K	0.08 (0.05〜0.30)	0.05	0.03
Ca/P 重量比	2.03	2.08	2.33

2）カルシウムとリンの比

カルシウム（Ca）とリン（P）の比をみることで，リン酸カルシウム*がどれだけカルシウムを含むかを知ることができる．ヒドロキシアパタイトは，その化学組成〔$Ca_{10}(PO_4)_6(OH)_2$〕からCaを10原子，Pを6原子含むことがわかり，Ca/Pモル比は10/6，すなわち1.67となる．Ca/P重量比はCaの原子量40とPの原子量31をそれぞれ乗じることで（10×40）/（6×31）＝2.15となる．しかし，実際のエナメル質や象牙質のCa/P重量比は2.03〜2.08と異なっている（表Ⅱ-1-5）．これは，ヒドロキシアパタイト表面の水和層と吸着イオン層における無機成分の吸着や置換，さらには，以下に説明するように硬組織内におけるヒドロキシアパタイトの無機成分の置換によるためと考えられている．

3）その他の無機成分

歯には，カルシウムとリン以外の無機成分が少量含まれ（表Ⅱ-1-5），成分によって，以下の①〜③にように異なった分布を示す．分布の違いは，その由来を反映する．

①表層の濃度が内部より高いもの：フッ素（F），鉛（Pb），亜鉛（Zn），鉄（Fe），スズ（Sn），塩素（Cl）

*リン酸カルシウム
ヒドロキシアパタイトの生成過程では，第二リン酸カルシウム（$CaHPO_4$），第三リン酸カルシウム〔$Ca_3(PO_4)_2$〕，リン酸オクタカルシウム〔$Ca_8H_2(PO_4)_6\cdot 5H_2O$〕等，さまざまなリン酸カルシウムが前駆体となります．これらのリン酸カルシウムのCa/Pモル比は1.00〜1.33とヒドロキシアパタイトの1.67より低く，組成を変えながら石灰化が進行していくことがわかります．

②表層の濃度が内部より低いもの：ナトリウム（Na），マグネシウム（Mg），炭酸（H_2CO_3）

③その濃度がほぼ一様に分布しているもの：ストロンチウム（Sr），銅（Cu），アルミニウム（Al），カリウム（K）

（1）ナトリウム，マグネシウム，炭酸

　ナトリウムは，エナメル質では表層からエナメル－象牙境にかけて増加する傾向がみられる．エナメル質のナトリウム含量は，人体の組織で一番高い．マグネシウムは表層から深部に向かって増加し，この傾向は象牙質でもみられ，象牙質内側の含有量は2%に達する．炭酸はエナメル質表層で低く，深部に向かって増加する．

　炭酸は炭酸基（CO_3）として，ヒドロキシアパタイトのリン酸基（PO_4）やヒドロキシ基（OH）の一部と置換することができる．また，マグネシウムはヒドロキシアパタイトのカルシウムの一部と置換することができる．一部が炭酸やマグネシウムに置換したヒドロキシアパタイトは耐酸性が低く，エナメル質のう蝕感受性との関連が重視されている．

（2）フッ素*

　歯，特にエナメル質のフッ化物イオン濃度（フッ素濃度）は，飲料水中の濃度やフッ化物の応用頻度に依存するために幅があり，300〜1,000 μg/g（ppm）といわれる．エナメル質のフッ化物イオン濃度は最表層で最も高く，深部に向かって減少する．若年者より成人・高齢者のエナメル質のフッ化物イオン濃度は高い．

　フッ化物は，酸で溶解（脱灰）した歯の再石灰化を促進することで，**う蝕予防効果**を示す．またフッ化物洗口のように低濃度のフッ化物を繰り返しヒドロキシアパタイトに作用させると，その**結晶格子欠陥***にフッ化物イオンが入ることで**結晶性が改善**する．結晶性の改善によりヒドロキシアパタイトの化学的安定性が増し，耐酸性の向上等，歯質が強化される．さらにフッ化物イオンは，徐々にヒドロキシアパタイトのヒドロキシ基と置換し，耐酸性の高い**フルオロアパタイト**〔$Ca_{10}(PO_4)_6F_2$〕を形成し，う蝕予防効果を促進する（**p.78, 107 参照**）．

　フルオロアパタイトの形成様式はフッ化物濃度によって異なる．フッ化物を局所応用（歯磨剤，洗口剤，歯面塗布）した場合，口腔内のフッ化物イオン濃度は200 ppm 程度よりも高くなり，最初に歯の表面にフッ化カルシウム（CaF_2）が生成され，そこから供給されるフッ化物イオンによって，徐々にヒドロキシアパタイトのヒドロキシ基がフッ化物イオンに置換され，フルオロアパタイトに転化していく．一方，飲料水のフッ化物添加のような全身応用の場合では口腔内のフッ化物イオン濃度は低く，エナメル質の形成時にフルオロアパタイトが形成される．

　エナメル質形成期に，過剰のフッ化物を継続的に摂取すると，**歯のフッ素症**を起こす．歯のフッ素症はエナメル質の形成障害であり，エナメル質に白斑や白濁を起こす．フッ化物イオン濃度が2 ppm 以上の飲料水をエナメル質の形成期（0〜8歳）に長期間飲用すると，歯のフッ素症の発生頻度が濃度に比例して増加する．一方，低濃度ではう蝕予防効果が下がることから，飲料水へのフッ化物添加は一般的に

Ⅱ編

口腔の代謝と機能

🔗 Link

『保健生態学』
Ⅱ編5章

＊結晶格子欠陥

結晶とは原子や分子が空間的に規則正しく繰り返し配列した物質ですが，その配列は必ずしも完璧ではなく，原子や分子の一部が抜け落ちていること（結晶格子欠陥）がよくあります．結晶格子欠陥は結晶の強度を低下させます．格子欠陥にフッ化物イオンが入ると結晶格子が安定化し，結晶性の改善とともに強度が高まります．

1 ppm 程度で行われる.

(3) その他の微量元素

他の微量元素として，**ストロンチウム***，鉛，銅，鉄，亜鉛等がある．多くは環境から由来したものであり，カルシウムと同様に二価のイオンとなることができるため，ヒドロキシアパタイトのカルシウムと置換することで存在している.

> **＊ストロンチウム**
> ストロンチウムは，1953年に核実験が始まって以来，同位元素のストロンチウム90（^{90}Sr）の蓄積が歯にも認められるようになりました．1963年以降，大気圏内核実験は禁止されており，^{90}Srの蓄積量も減少してきています.

---

3. 歯の有機成分

象牙質，セメント質では，主要な有機成分がコラーゲンであるのに対し，エナメル質ではエナメル質タンパク質と総称されるアメロゲニン，エナメリン，アメロブラスチン（シースリン）から構成され，コラーゲンを含まない（**表Ⅱ-1-6**）．これは，象牙質，セメント質，骨が間葉系組織由来である象牙芽細胞，セメント芽細胞，骨芽細胞によって形成されるのに対し，エナメル質は外胚葉由来のエナメル芽細胞によって形成されるためである.

1) エナメル質タンパク質*

> **🔗 Link**
> 『口腔解剖学・口腔組織発生学・口腔生理学』
> p.182

エナメル芽細胞が，エナメル質に特異的なエナメル質タンパク質，すなわち，アメロゲニン，エナメリン，アメロブラスチン（シースリン）を産生する．エナメル質形成初期である幼若期のエナメル質では，これらのタンパク質がエナメル質の乾燥重量全体の約20％を占めるが，石灰化とともに減少し，完全に成熟したエナメル質では1％にも満たない.

(1) アメロゲニン

幼若期のエナメルタンパク質の約85％を占める主要なエナメル質タンパク質であり，グルタミン酸を多く含む酸性タンパク質である．合成・分泌された直後からエナメライシン（MMP-20）によって切断され，徐々に低分子化され，そこにできたスペースを利用してヒドロキシアパタイト結晶が成長していく．次いでセリンプロテアーゼ（カリクレイン4）によって，さらに分解を受けて低分子化・消失し，生じたスペースで結晶は成長を続ける.

表Ⅱ-1-6　ヒトのエナメル質と象牙質および骨の有機成分（乾燥重量％）[5,10]

	エナメル質	象牙質	骨
総有機質	1	19～21	24～27
タンパク質	0.2～0.3	18.2	15～27
コラーゲン		17～18	23
非コラーゲンタンパク質		1.6	2.4～2.7
プロテオグリカン	0.1	0.2～0.3	0.24～0.4
炭水化物	0.015±0.005	0.2～0.6	0.04
脂質	0.5～0.6	0.33	0.1
乳酸	0.01～0.03	0.15	
クエン酸	0.10±0.02	0.8～0.9	0.82～1.25

アメロゲニンをはじめとするエナメルタンパク質は，ヒドロキシアパタイト結晶を成長させるための媒介とスペースの確保の役割を果たしていると考えられている．

(2) エナメリン

エナメリンはアメロゲニンほど多くはないが，幼若期にエナメル芽細胞によって合成・分泌される．グルタミン酸やアスパラギン酸を多く含む酸性タンパク質である．エナメリンもアメロゲニンと同様に石灰化に伴い，エナメライシンによって低分子化されていく．しかし，エナメリンはヒドロキシアパタイト結晶との親和性が高いため，成熟後も結晶表面に強く結合して残存する．そのため，成熟エナメル質に含まれるタンパク質の多くはエナメリンが占める．

(3) アメロブラスチン（シースリン）

上記2つのタンパク質と同様に幼若期に産生され，エナメライシンで低分子化され，成熟とともに消失する．このタンパク質はエナメル小柱鞘に局在し，また，カルシウムイオンと結合親和性をもつことから，多彩な役割を果たしていると考えられる．

2) 象牙質とセメント質のタンパク質

象牙質とセメント質はエナメル質とは異なり間葉系由来の組織であり，その主体となるタンパク質はコラーゲンである．コラーゲンについては先述（p.56 参照）したので，以下では象牙質に特有な非コラーゲン性タンパク質について説明する．

(1) 象牙質リンタンパク質（ホスホホリン）

象牙芽細胞において，シアロリンタンパク質遺伝子という1つの遺伝子から象牙質シアロリンタンパク質*が合成された後，C-末端部分が切断され，象牙質リンタンパク質（ホスホホリン）となる．

象牙質リンタンパク質はアミノ酸組成が他のタンパク質とは大きく異なっており，構成アミノ酸のうち，アスパラギン酸とセリンで75%以上を占める（図Ⅱ-1-6）．さらに，セリンのほとんどはリン酸化されてホスホセリンとなっており，強酸性タンパク質である．リン酸基やアスパラギン酸のカルボキシ基はカルシウムイオンと結合性があるため，象牙質における石灰化の開始やリン酸カルシウムの沈着に関与していると考えられている．実際に，このタンパク質は象牙質の石灰化前線に集中して存在している．

(2) オステオポンチン

既に述べたように，セメント質にはオステオポンチンが含まれる（p.60 参照）．

(3) その他の象牙質タンパク質

(1) で述べた象牙質シアロリンタンパク質のN-末端部分からは，象牙質シアロタンパク質と象牙質糖タンパク質が生じる．前者にはシアル酸が，後者にはリン酸が結合しており，いずれも象牙質の石灰化に関与すると考えられている．

---

*象牙質シアロリンタンパク質

このタンパク質のように，1つの遺伝子から1つのタンパク質が合成された後，これが別の機能をもつ3つのタンパク質〔象牙質リンタンパク質（ホスホホリン），象牙質シアロタンパク質，象牙質糖タンパク質〕に切り分けられることは，比較的めずらしいといえます．

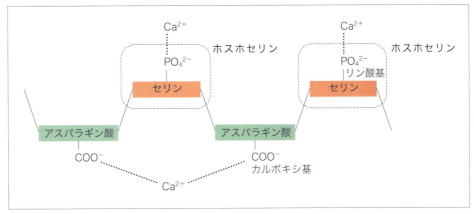

図Ⅱ-1-6　象牙質リンタンパク質（ホスホホリン）の主なアミノ酸配列とカルシウム結合能

文献

1) 脇田　稔ほか編. 口腔組織・発生学. 医歯薬出版, 2006.
2) Prockop DJ et al. Collagen diseases and biosynthesis of collagen. Hosp Pract. 1977；12：62.
3) 髙橋信博ほか. 口腔生化学, 第6版. 医歯薬出版, 2018.
4) 全国歯科衛生士教育協議会監修. 歯科衛生学シリーズ　栄養と代謝. 医歯薬出版, 2023.
5) Jenkins GN（河村洋二郎監訳）. ジェンキンス口腔の生理・生化学. 医歯薬出版, 1981.
6) 押鐘　篤監修. 歯学生化学. 医歯薬出版, 1966.
7) Mior IA et al（内海順夫ほか訳）. 人の歯の組織学. 書林, 1980.
8) 佐々木　哲. 骨の基質をめぐって. 日歯会誌 1989；42(5).
9) Lazzari EP (eds). CRC Handbook of Experimental Aspect of Oral Biochemistry. CRC Press, 1983, 124, 164.
10) Veis A. The chemistry and biology of mineralized connective tissues. Elsevier/North Holland, 1982.

■■■ ■

2章 硬組織の生化学

到達目標

❶ 血清中のカルシウム濃度の恒常性を維持するメカニズムを説明できる.
❷ 血清カルシウム調節を担う3つのホルモン（カルシトニン，副甲状腺ホルモン，活性型ビタミンD）とその働きを説明できる.
❸ 骨と歯を構成するヒドロキシアパタイトと石灰化の仕組みを説明できる.
❹ 破骨細胞の分化と破骨細胞による骨吸収の仕組みを説明できる.
❺ 骨のリモデリング（骨の改造）の仕組みを説明できる.

　歯と骨は硬組織とよばれ，無機成分と有機成分からなる．有機成分は発生の由来によって異なり，間葉系組織由来の骨や象牙質・セメント質ではコラーゲンに代表されるタンパク質，外胚葉由来のエナメル質ではエナメリンに代表されるタンパク質が含まれる．一方，無機成分は，歯も骨もヒドロキシアパタイトに代表されるリン酸カルシウムからなる．

　歯のリン酸カルシウムは，形成後ほぼ安定しているが，骨は個体の成長過程で形成され（モデリング），成長が止まってからも絶えず吸収と形成を繰り返し改造している（リモデリング）．このような骨のダイナミックな性質は，体の支持，リン酸とカルシウムの貯蔵と供給，骨髄による血球細胞の分化・形成といった骨の役割と密接に関係する．骨は常に吸収と形成を繰り返し，他の臓器やホルモンと協働して，血清カルシウム濃度を常に一定にしている．

　骨の形成は，有機成分の合成が先行し，次いで石灰化とよばれる無機成分（リン酸カルシウム）の沈着が生じる．骨の形成において中心的役割を果たす細胞は骨芽細胞であり，骨芽細胞は骨形成後，骨基質内に埋め込まれ，骨細胞となる．一方，骨の吸収は破骨細胞によって行われる．

① 血清カルシウムの恒常性とその調節機構

1. 血清カルシウム濃度の恒常性

1）血清カルシウム濃度の恒常性の維持（図Ⅱ-2-1）

　血清カルシウム濃度は，血清1dL（100mL）あたり10mg前後に維持されている（血清カルシウム濃度の恒常性）．約半分を占める透析性カルシウム（＝イオン化カルシウム＝遊離カルシウム）濃度を維持することが重要である．

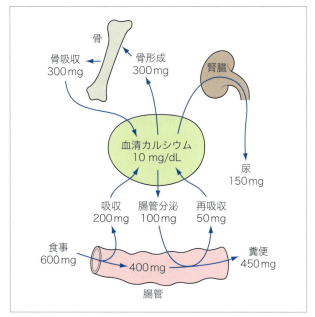

図Ⅱ-2-1 血清カルシウム濃度の恒常性（日本人成年男子平均）[1]

表Ⅱ-2-1 血清カルシウム調節ホルモンの標的器官[1]

	標的器官		
	十二指腸	骨	腎　臓
活性型ビタミンD	●	●	＊
副甲状腺ホルモン		●	●
カルシトニン	●		

＊腎臓から分泌される活性型ビタミンDは腎臓に作用し，自らの過剰産生を抑制する．

　一方，血清中のリン濃度は，小児では高く，年齢や食事の状態によって変動する．カルシウムと異なり，リンは多くの食品に含まれているため，摂取不足になることはない．むしろ，過剰摂取によるカルシウムや鉄の吸収阻害が心配される．

2）血清カルシウム代謝調節器官

　血清カルシウム濃度の恒常性を維持するために，骨はカルシウムを取り込み（骨形成），同量のカルシウムを血中に動員（骨吸収）する．

　体内のカルシウムの移動には，取り込み口としての**十二指腸**，貯蔵庫としての**骨**，排泄口としての**腎臓**の３つの臓器が関わっている．これらを血清カルシウム代謝調節器官という．次で述べる３つの血清カルシウム調節ホルモンが関わる臓器（**標的器官**）は表Ⅱ-2-1のとおりである．

2. 血清カルシウム調節ホルモン

1) カルシトニン

カルシトニン calcitonin は 32 個のアミノ酸からなるペプチドホルモンである. **破骨細胞**に特異的に存在する細胞膜受容体に結合し, 血清カルシウム濃度を低下させる. 哺乳類では**甲状腺**から分泌される.

カルシトニン分泌細胞は, 甲状腺ホルモン (サイロキシン) を合成する濾胞細胞の間に存在する C 細胞 (傍濾胞細胞) である. 血清カルシウム値が上昇するとカルシトニンの分泌量は増加し, 血清カルシウム値が低下するとカルシトニンの分泌量は減少する.

カルシトニン受容体をもつ細胞は破骨細胞のみである. 破骨細胞にカルシトニンを作用させると, 破骨細胞の**波状縁** (破骨細胞が骨吸収を行う部位, p.75 参照) の動きが停止し, 破骨細胞による骨吸収が阻止される.

2) 副甲状腺ホルモン (図Ⅱ-2-2)

副甲状腺ホルモン parathyroid hormone (PTH) は上皮小体ホルモンともいう. 84 個のアミノ酸からなるペプチドホルモンであり, 副甲状腺から分泌される. PTH の標的器官は骨と腎臓である.

副甲状腺は PTH を合成・分泌する唯一の器官であり, 甲状腺背面に左右 2 個ずつ, 合計 4 個存在する.

PTH の**腎臓**での作用は, ①ビタミン D の活性化の促進, ②カルシウムの再吸収の促進, ③リン酸の再吸収の抑制 (血中リン濃度の低下作用), である.

PTH の骨での作用はすべて**骨芽細胞**を介して発現される. PTH は骨芽細胞膜上にある PTH 受容体に作用し, 破骨細胞分化因子 (RANKL) の発現を誘導し, 破骨細胞の形成および活性化を促進する (骨吸収, p.76 参照). 一方, PTH は骨芽細胞に直接作用し, 骨形成を促進する作用もある.

3) 活性型ビタミン D (図Ⅱ-2-2)

ビタミン D の前駆体であるプロビタミン D (7-デヒドロコレステロール) は, アセチル CoA を材料とする. プロビタミン D はコレステロールの前駆体でもあり, 皮膚で紫外線照射によってビタミン D_3 に代謝される.

ビタミン D_3 はまず肝臓で 25-水酸化酵素により側鎖の 25 位が水酸化されて, 25-ヒドロキシビタミン D_3〔$25(OH)D_3$〕となる. 続いて 25-ヒドロキシビタミン D_3 は腎臓で 1α-水酸化酵素により 1α-位が水酸化され, 活性型ビタミン D〔1α, $25(OH)_2D_3$〕に最終代謝される.

活性型ビタミン D は, 小腸でのカルシウム吸収を促進する.

活性型ビタミン D は, 骨芽細胞の核内に存在するビタミン D 受容体に作用し, 破骨細胞分化因子 (RANKL) の発現を誘導し (PTH と同様), 破骨細胞の形成およ

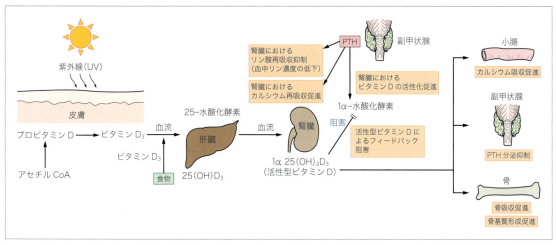

図Ⅱ-2-2 副甲状腺ホルモン（PTH）と活性型ビタミンDの作用[1]

び活性化を促進する（p.76 参照）．

　骨芽細胞において各種のタンパク質（オステオカルシン，マトリックスGlaタンパク質，オステオポンチン，Ⅰ型コラーゲン等）の産生を促進し，骨形成を促進する．

　活性型ビタミンDはきわめて強力な血清カルシウム濃度上昇作用をもつので，その過剰産生を抑制するため，必要量の活性型ビタミンDが産生されると，フィードバック阻害機構が働き，腎臓からの活性型ビタミンD産生が阻害される．

　腎臓における水酸化反応は，血清カルシウム濃度によって厳格にコントロールされており，低カルシウム血症の場合にのみ腎臓でのビタミンDの活性化が起こる．

2 骨形成と石灰化のメカニズム

1．骨形成メカニズム

1）未分化間葉系細胞から骨芽細胞と骨細胞への分化（図Ⅱ-2-3）

　未分化な細胞から成熟した細胞への分化は，さまざまな遺伝子が特定の時期に特定の部位で発現することにより進行する．

　骨芽細胞は未分化間葉系細胞から分化する．未分化間葉系細胞は，骨芽細胞のみならず，軟骨細胞，筋細胞，脂肪細胞，に分化する共通の前駆細胞（幹細胞）である．骨細胞は，骨芽細胞が形成した骨基質の中に埋め込まれた細胞である．

2）骨芽細胞の特徴

　骨芽細胞は骨表面に単層に配列している立方形の細胞である．骨芽細胞の特徴は，Ⅰ型コラーゲンの強い合成能，アルカリホスファターゼ（p.74 参照）やオステ

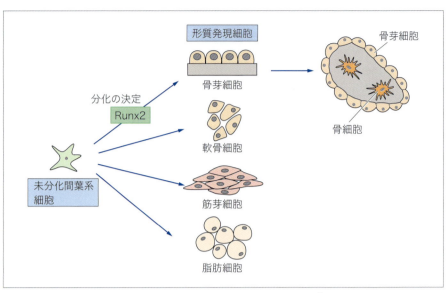

図Ⅱ-2-3　未分化間葉系細胞から組織特異的な形質発現細胞への分化[1]

*オステオカルシン
ビタミンKの作用のもとで、骨芽細胞により合成されるγ-カルボキシグルタミン酸(Gla)を含む非コラーゲン性タンパク質のことです。

*Runx2遺伝子
骨芽細胞の分化に必須の転写因子です。遺伝子変異により鎖骨頭蓋骨異形成症を引き起こします。

*メカニカルストレス
日常的な運動による細胞や組織が体内で受ける機械的刺激のことです。

オカルシン*の発現が認められることである。Runx2遺伝子*は骨芽細胞の分化に必須である。

3) 骨芽細胞の役割

骨芽細胞は副甲状腺ホルモン（PTH）や活性型ビタミンDのようなカルシウム代謝を調節するホルモンおよび種々の細胞成長因子に対する受容体を発現しており、これらによって骨芽細胞自身の分化および骨芽細胞を介した破骨細胞の分化が制御されている。

4) 骨細胞

骨細胞は骨基質の中に埋め込まれ、細胞突起を伸ばして互いに連絡をとっているような特徴を示す。骨組織に対するメカニカルストレス*を感知し、骨量の増減を制御している。

2. 骨と歯を構成する無機成分と有機成分

1) 骨と歯を構成する成分

骨の組成の70％は無機質〔**ヒドロキシアパタイト** hydroxyapatite（HA）〕であり、20％が有機質、残り10％が水分である。骨の有機質の90％は**Ⅰ型コラーゲン**であり、残りの10％は非コラーゲン性タンパク質とプロテオグリカンである。

象牙質の組成は骨と同様、70％が無機質であり、20％が有機質（Ⅰ型コラーゲンが主体）、残り10％が水分である。

エナメル質の組成は、95％が無機質で、**人体で最も硬い石灰化組織**である。残

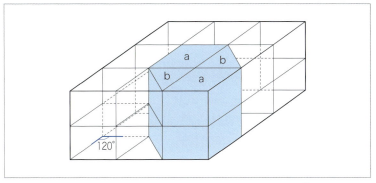

図Ⅱ-2-4 ヒドロキシアパタイトの構造（単位胞と六方晶の関係）[1]
色がついている部分は，完全な単位胞（a）4個と半分の単位胞（b）4個からなる六方晶．

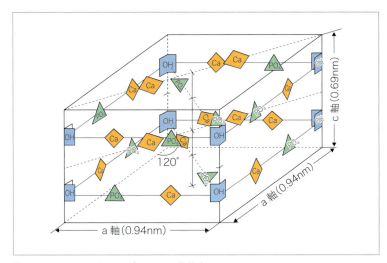

図Ⅱ-2-5 ヒドロキシアパタイトの単位胞
カルシウム（Ca），リン酸（PO₄），ヒドロキシ基（OH）が規則的に配列．

り5％が有機質（コラーゲンは存在しない）と水分である．

2）ヒドロキシアパタイトとは

　歯や骨の無機質は主にヒドロキシアパタイトという結晶から形成されている．**結晶**とは原子や分子が空間的に規則正しく配列したものをいい，ヒドロキシアパタイトの場合，**図Ⅱ-2-4**の実線で表された，色の付いた小さな菱餅のような共通したブロック（平行六面体）が繰り返し積み重ねられた構造になっている．このような結晶を**六方晶**とよび，共通したブロックのことを**単位胞**という（p.62参照）．
　ヒドロキシアパタイトの単位胞は，**図Ⅱ-2-5**のように，カルシウム（Ca），リン酸（PO₄），ヒドロキシ基（OH）が規則的に配列していることが知られている．また，**図Ⅱ-2-4**をみると，ヒドロキシアパタイトの六方晶は完全な単位胞（a）4個と半分の単位胞（b）4個から構成されていることがわかる．

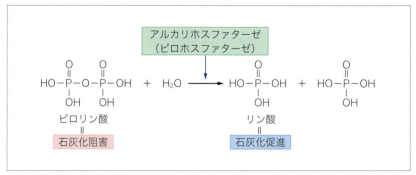

図Ⅱ-2-6 石灰化におけるアルカリホスファターゼの重要性[1]

3）骨と象牙質の石灰化メカニズム（図Ⅱ-2-6）

基質小胞を主役とした石灰化が進行する．基質小胞は，軟骨細胞，骨芽細胞および象牙芽細胞の細胞膜がちぎれてできた直径30〜300 nmの膜性小器官であり，骨や象牙質等の石灰化部位に存在する．基質小胞は強いアルカリホスファターゼ活性を有する．

アルカリホスファターゼは，石灰化が進行する部位に広く局在し，有機リン酸エステルを加水分解し，リン酸を生成することで石灰化を促進する酵素である．

ピロリン酸は，人体内に存在する有機リン酸エステルであり，石灰化阻害物質である．アルカリホスファターゼが，石灰化を阻害するピロリン酸を分解することで局所のリン酸濃度を高め，石灰化が促進される．

石灰化にはコラーゲン，オステオカルシン，ホスホホリンのような核が必要であり，核を中心にカルシウムとリン酸が集積し，石灰化が自然に進行する．

4）エナメル質の石灰化メカニズム（図Ⅱ-2-7）

エナメル芽細胞への分化とエナメル質の石灰化の開始には，象牙質の石灰化が必須である．基質小胞はエナメル質の石灰化では観察されない．エナメル質はマトリックス形成期と成熟期の2段階の石灰化プロセスを経て，95％まで石灰化が進行する．

③ 骨吸収と骨リモデリング

1. 骨吸収を担う破骨細胞

1）破骨細胞の由来

破骨細胞は骨組織にのみ存在し，高度に石灰化した骨組織を破壊・吸収する．マクロファージ系の造血細胞に由来し，破骨細胞に分化する際に，マクロファージに認められる貪食能が消失し，骨吸収能を獲得する．

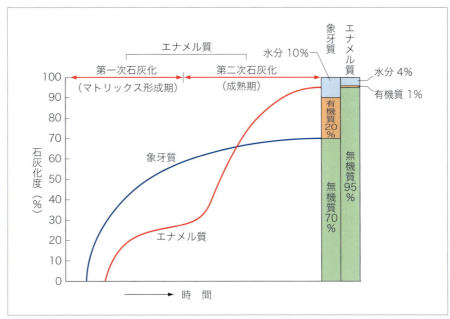

図Ⅱ-2-7　エナメル質と象牙質の石灰化の進行の比較[1]

2）破骨細胞の特徴（図Ⅱ-2-8）

破骨細胞は多核巨細胞である．破骨細胞においては酒石酸抵抗性酸ホスファターゼ（TRAP）の強い活性が認められる．破骨細胞は骨基質に接着すると細胞極性*をもつようになり，その細胞膜は明帯，波状縁，血管側細胞膜の3領域に区別される．

(1) 明帯
骨基質との接着に関与する部位で，その細胞膜にはインテグリンが局在し，細胞接着性タンパク質であるオステオポンチンを介して骨基質に接着する．

(2) 波状縁
細胞膜が細胞質側に陥入してできるヒダ状の構造で破骨細胞が骨吸収を行う部位である．

(3) 血管側細胞膜
波状縁と反対側の血管側細胞膜にはマクロファージ刺激因子（M-CSF）受容体，破骨細胞分化因子（RANKL）の受容体であるRANK，カルシトニン受容体が発現している．

*細胞極性
それぞれの細胞の機能を発揮するために，細胞膜や細胞内の成分の形や配置が変化することを細胞極性といいます．

3）破骨細胞による骨吸収メカニズム（図Ⅱ-2-8）

(1) プロトン（H^+）の合成と排出
①破骨細胞内でカーボニックアンヒドラーゼⅡ（炭酸脱水酵素Ⅱ型）によりプロトン（H^+）が合成される．
②骨基質面に形成される波状縁には液胞型プロトンポンプ*（H^+-ATPase）が局在し，エネルギーとしてATPを利用して，プロトン（H^+）を排出する．

*プロトンポンプ
生体膜において，エネルギー（ATP）を用いて水素イオン（プロトン）の輸送を担う酵素（膜タンパク質）の総称です．

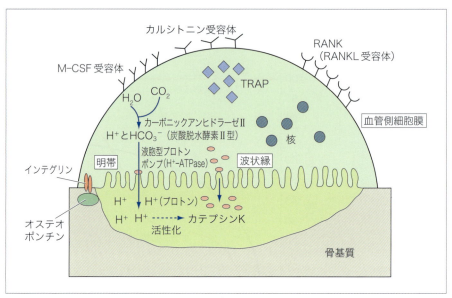

図Ⅱ-2-8　破骨細胞の特徴と骨吸収メカニズム[1]

③その結果，波状縁下は pH 3〜4 の酸性環境（p.12 参照）になり，ヒドロキシアパタイトは溶解される．

(2) カテプシン K

破骨細胞が産生するタンパク質分解酵素であるカテプシン K は，波状縁から分泌され，酸性条件下でコラーゲン等の骨の有機成分の分解に関与している．

4）破骨細胞の分化メカニズム（図Ⅱ-2-9）

活性型ビタミン D，副甲状腺ホルモン（PTH）等のホルモンや，IL-1，TNF 等の炎症性サイトカイン，プロスタグランジン E_2（PGE_2）およびリポ多糖（LPS）等は，骨芽細胞の細胞膜上に**破骨細胞分化因子**（RANKL）の発現を誘導する．

破骨細胞前駆細胞（マクロファージ）は **RANKL 受容体**（RANK）を発現し，前述した骨芽細胞の細胞膜上の RANKL を認識し，破骨細胞に分化する．なお，成熟した破骨細胞も RANK を発現し，RANKL はその骨吸収活性を促進する．

また，骨芽細胞は，破骨細胞の分化に必須の役割を果たすマクロファージ刺激因子（M-CSF）を産生する働きもある．

一方で骨芽細胞は，RANKL のデコイ（おとり）受容体である**オステオプロテゲリン**（OPG）を産生する．OPG は RANKL に結合することにより，真の受容体である RANK の信号をブロックして，破骨細胞の分化と骨吸収機能を阻害する．

2．骨リモデリング（骨の改造）

ヒトの骨格は，個体の成長の過程で形成され（**モデリング**という），骨の成長が

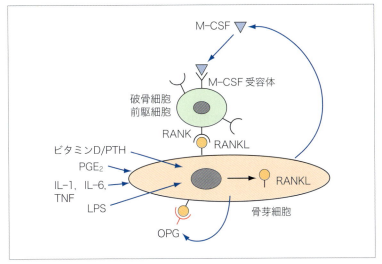

図Ⅱ-2-9　破骨細胞の分化と骨吸収機能の発現[1)]
IL-1：インターロイキン-1，TNF：腫瘍壊死因子，PTH：副甲状腺ホルモン

停止した後も絶えず古い骨が新しい骨に置き換わっている．このように，既存の骨が吸収され，その部位に新しい骨が形成され，元の形状が維持される現象を骨リモデリング（骨の改造）という．

④ 歯の脱灰と再石灰化

1. 酸によるヒドロキシアパタイトの脱灰と再石灰化[*]

 Link
『歯科予防処置論・
歯科保健指導論
第2版』
Ⅱ編2章②
『保健生態学』
Ⅱ編4章①

1）酸によるヒドロキシアパタイトの脱灰

歯の脱灰とは，歯の無機質であるヒドロキシアパタイトが酸によって溶解する現象をいう．歯根部露出のない成人の歯の場合，う蝕はエナメル質から始まる．エナメル質の95％は無機質（ヒドロキシアパタイト）であるため，う蝕の初発はエナメル質の酸による脱灰であるといえる．

ヒドロキシアパタイトを脱灰する酸は，口腔内の常在細菌が歯の表面に付着して形成したプラーク（歯垢）で食物（糖質）から産生する乳酸をはじめとする有機酸である（p.93参照）．

細菌が産生する酸が歯を溶解し，う蝕が発生するという酸脱灰説（化学細菌説または化学寄生説）は，1890年にMiller（ミラー）によって提唱され，エナメル質のう蝕発生のメカニズムとして広く受け入れられている．

エナメル質のヒドロキシアパタイト（HA）が酸（H^+）によって溶解するとき，

その構成要素であるカルシウムとリン酸は，式①のような化学平衡が成り立っていると簡略化できる．

$$HA + H^+ \rightleftarrows Ca^{2+} + HPO_4^{2-} \quad \cdots\cdots ①$$

このとき，**質量作用の法則**[*]によって平衡定数 K_{eq} は，式②で表すことができる．

$$K_{eq} = \frac{[Ca^{2+}]\cdot[HPO_4^{2-}]}{[HA]\cdot[H^+]} \quad \cdots\cdots ②$$

ヒドロキシアパタイト［HA］の溶解を支配する因子は**水素イオン濃度**（［H^+］）と，溶液中に共存する**カルシウムイオン濃度**（［Ca^{2+}］）および**第二リン酸イオン濃度**（［HPO_4^{2-}］）である．式②より，温度等，条件が変わらないかぎり K_{eq} は一定であるため，溶液のpHが低下，すなわち［H^+］が増加すれば，［HA］が［H^+］と反応して溶解し，［Ca^{2+}］と［PO_4^{2-}］が増加することで平衡が維持されることがわかる．これが**脱灰**という現象である．

たとえば，pHが7から5へ低下した場合，pH＝－log［H^+］で表されるので，［H^+］は1×10^{-7} Mから1×10^{-5} Mへと100倍増加することになる．したがって，pH 5では，式②の分母［HA］・［H^+］はpH 7に比べて実に100倍も大きくなることになり（式①の平衡は右に大きく傾く），K_{eq} は一定であることから，［Ca^{2+}］と［HPO_4^{2-}］が急増することになる．これがプラーク中での酸産生によってう蝕発生機構を説明する酸脱灰説の基礎である．

pHとヒドロキシアパタイト脱灰の程度の関係は図Ⅱ-2-10のようになる．急激に脱灰が進み始めるpHはおよそ5.5であり，このpHを**臨界pH**とよぶ．フルオロアパタイト（p.64参照）はヒドロキシアパタイトよりも酸による脱灰が起きにくく，耐酸性が高い．

式②から，ヒドロキシアパタイトの脱灰は［Ca^{2+}］や［HPO_4^{2-}］にも影響を受けることが予想される．これらのイオンが高濃度で存在する環境（分母の［Ca^{2+}］

> [*]**質量作用の法則**
> 化学反応の速度は個々の反応物の濃度の積に比例するという法則です．A+B⇄C+Dという化学反応では，反応が右に進む速度はAのモル濃度［A］とBのモル濃度［B］の積（［A］［B］）となり，左に進む速度は同様に［C］［D］となります．［A］［B］と［C］［D］が等しいとき，この化学反応は平衡状態にあり，K_{eq}［A］［B］＝［C］［D］と表します．K_{eq} は平衡定数とよばれ，個々の化学反応に固有の値です．K_{eq}＝［A］［B］/［C］［D］の関係から，化学反応での［A］，［B］，［C］，［D］の挙動を考察できます．

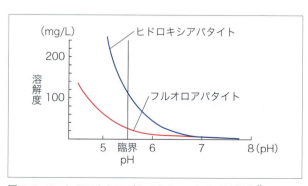

図Ⅱ-2-10　ヒドロキシアパタイトのpHによる溶解度[4]

や［HPO_4^{2-}］が多い環境）では，酸性になっても（分子の［H^+］が増えても），平衡が維持され，ヒドロキシアパタイトが脱灰されにくくなることがわかる．正常な唾液にはヒドロキシアパタイトに対し**過飽和**なカルシウムイオンとリン酸イオンが含まれており，このことはう蝕予防上きわめて意義がある（p.84 参照）．

なお，プラークが産生する酸だけではなく，環境中あるいは食品に含まれる酸もヒドロキシアパタイトを脱灰する．酸を扱う職業で常に酸に曝露されたり，コーラ等の清涼飲料，ワイン等の醸造酒といった酸性の飲料を常用することで，歯表面のヒドロキシアパタイトが脱灰し，**酸蝕症***を起こす．

Link

『歯科予防処置論・歯科保健指導論第 2 版』

p.292

2) ヒドロキシアパタイトの再石灰化

脱灰したヒドロキシアパタイトは，脱灰による実質的な欠損がなければ，式①の平衡を左に進めることで，結晶を修復することができる．この反応を**再石灰化**という．式①の平衡を左に進めるためには，左辺の H^+ を減少させる（酸を除去もしくは中和する）か，右辺の Ca^{2+} と HPO_4^{2-} を増加させればよい．

口腔では，**唾液**がその役割を果たす．唾液はその分泌によって酸を洗い流し，酸を中和する重炭酸塩や再石灰化に必要なカルシウムイオンとリン酸イオンを含むことで，脱灰した歯の再石灰化を促進する（p.84 参照）．

口腔では，プラークが酸を産生するたびに歯の脱灰が生じるが，その後，唾液による再石灰化が生じるため，すぐにう蝕にはならない．しかし，食生活の乱れ等によって再石灰化よりも脱灰が優位になると，再石灰化が追い付かなくなって脱灰部分が実質欠損となり，う蝕病巣（う窩）となる．ただし，エナメル質う蝕では，日常生活における再石灰化によって約30％の実質欠損歯が「健全」に戻る例が報告されている（図Ⅱ-2-11a）．

フッ化物イオン（F^-）は歯の再石灰化を促進することができる．図Ⅱ-2-11b はそれを実験で示したもので，脱灰したエナメル質の表面の硬さ（ヌープ硬さ）がフッ化物によって回復し，再石灰化されたことがわかる（p.107 参照）．

2. キレート作用によるヒドロキシアパタイトの脱灰

***配位結合とキレート作用**

配位結合は化学結合の1つで，錯結合ともいいます．共有結合が電子を出し合って結合するのに対し，配位結合では，キレート剤が金属イオンに一方的に電子を提供して結合します．キレートの語源はギリシャ語の「Chele（カニのはさみ）」で，カニのように金属イオンをはさんでいるのがわかります（図Ⅱ-2-12）．

キレート作用*とは，金属イオンと結合（配位結合）し，金属イオンを安定して保持することをいい，この性質をもつ物質をキレート剤とよぶ．

カルボキシ基，リン酸基，ヒドロキシ基等をもつ人体構成成分は，これらの基のキレート作用によって Ca^{2+} と配位結合し，Ca^{2+} を保持できる．骨や歯に含まれるタンパク質の多くが Ca^{2+} と結合し，石灰化に関わると考えられているのは，キレート作用のためである．

前述のヒドロキシアパタイトの式①でみると，キレート剤と結合した分だけ Ca^{2+} が奪われ，平衡は右に傾いて脱灰が進むことになる．この反応は H^+ 濃度［H^+］（pH）に関係なく生じる．プラーク内細菌が産生する主要な酸である乳酸は，酸と

a

フッ化物の利用の有無は不明

3 年間の初期う蝕の経年的推移[5)]

b

I は脱灰前のエナメル質小片表面のヌープ硬さ，S は 1.0 mM 酢酸中で 4 時間脱灰した後のエナメル質小片表面のヌープ硬さを示す．脱灰後，引き続き 0.05 mM フッ化物イオンを含む（——）あるいは含まない（----）リン酸カルシウム（Ca：1.5 mM，Ca/P：1.67）溶液（pH 7.3）中に浸し，再石灰化させた．反応は 37℃で，2 時間ごとに再石灰化用の溶液を交換し，それぞれ同一条件で 2 系統（赤と緑）のエナメル質小片表面のヌープ硬さの変化を測定した．計測結果をそのまま図示した[6)]．

図 II-2-11　エナメル質の再石灰化[5,6)]

図 II-2-12　2 分子の乳酸によるキレート作用

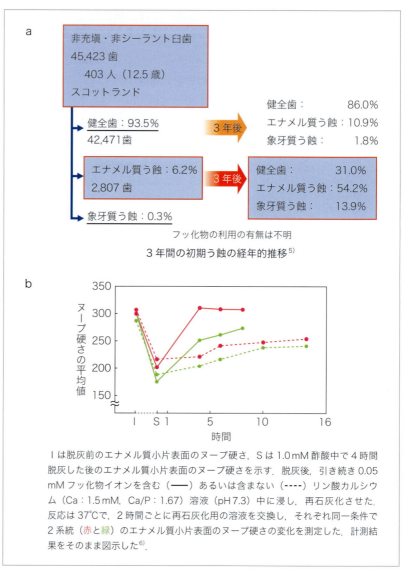

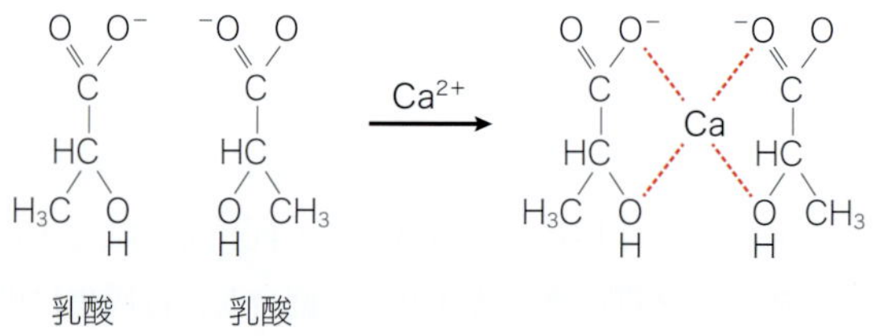

してヒドロキシアパタイトを脱灰するだけではなく，Ca^{2+}を配位結合するキレート作用で脱灰する作用もあると考えられている（図Ⅱ-2-12）．しかし，実際のう蝕の発生や進行において，どれだけ寄与しているかは十分にわかっていない．

　エチレンジアミン四酢酸 ethylenediaminetetraacetic acid（**EDTA**）は Ca^{2+} に対して強いキレート作用をもち，歯の根管治療にも用いられる．石灰化した根管をキレート作用で脱灰・開拡し，治療を容易にすることができ，酸を用いた脱灰に比べ，有機質の損傷が少ない．

文献

1) 宇田川信之. 歯科国試パーフェクトマスター　口腔生化学，第 2 版. 医歯薬出版，2022.
2) 早川太郎ほか監修. 口腔生化学，第 6 版. 医歯薬出版，2018.
3) 押鐘　篤監修. 歯学生化学. 医歯薬出版，1966.
4) Hagen AR. The stoichiometric solubility of calcium orthophosphates. Scand J Dent Res. 1975；83（6）：333-8.
5) Deery C et al. Carious lesion behavior monitored clinically in adolescents over 3 years. Caries Res. 1997；31：291.
6) Koulourides T et al. Rehardening of softened enamel surfaces of human teeth by solutions of calcium phosphates. Nature. 1961；189：226-7.

3章 唾液の生化学

到達目標

❶ 唾液中の無機質や有機質の種類を列挙できる.
❷ 唾液中の無機質の作用を説明できる.
❸ 唾液中の有機質の作用を説明できる.

　口腔の表面は常に唾液で覆われ,さまざまな作用を受けている.唾液は,それ自体の洗浄作用に加え,唾液に含まれる無機質や有機質によってもたらされる多様な作用をもつ.本章では唾液の組成と機能を概観し,そのうえで,唾液中の無機質と有機質の種類とその作用を説明する.そして,本章を通じて,口腔の健康にとっての唾液の重要性を理解する.

① 唾液の組成と機能

　口腔内は常に唾液で湿潤状態に保たれている.唾液は,**三大唾液腺**(耳下腺,舌下腺,顎下腺)と口腔粘膜に多数存在する**小唾液腺**から分泌される.唾液は唾液腺によって血液の血漿成分を原料としてつくられる.

　唾液の**分泌量**は個人差が大きく,成人では1日約1,000 mL(500～1,500 mL)である.1日の分泌量は尿量に匹敵するほどであるが,排泄を目的とした尿とは異なり,唾液は飲み込まれ,大部分が体内に再吸収される.唾液の**分泌速度**は安静時(0.25～0.35 mL/分)と摂食や発語等の刺激時(1～3 mL/分)で大きく異なる.

　唾液の**比重**(1.002～1.008)は,分泌量の増加に伴って増加するが,血液の比重(1.055～1.066)よりは低い.唾液の大部分は水(99.5%)であり,微量の無機質(0.25%)と有機質(0.25%)が含まれている.

　しかし,微量ではあるが,唾液に含まれる無機質や有機質は,唾液にさまざまな作用をもたらす.唾液の主な作用には,洗浄作用に加え,pH緩衝作用(p.12参照),石灰化・再石灰化作用,抗菌作用,潤滑作用・粘膜保護作用,消化作用がある.唾液は義歯の維持にも重要な働きをする.

2 唾液に含まれる無機質の組成と機能*

Link
『保健生態学』
p.96
『口腔解剖学・口腔組織発生学・口腔生理学』
Ⅲ編6章

唾液に含まれる主な無機質は，カリウム，塩素，ナトリウム，重炭酸塩，カルシウム，リン酸，ロダン塩，フッ素である（表Ⅱ-3-1）．これらの無機質は，pH緩衝作用，石灰化・再石灰化作用，抗菌作用等，さまざまな機能を有する．

(1) 重炭酸塩

安静時唾液のpHは約6.7であり，刺激時には6.8〜7.5に上昇する（表Ⅱ-3-1）．唾液には**pH緩衝作用**があり，プラークが産生した酸や酸性の食品を中和することができる．唾液にpH緩衝作用を与えている無機質は，主に重炭酸塩である．

重炭酸塩は**重炭酸イオン**（HCO_3^-）として存在し，式①の前半で酸（H^+）と結合して炭酸（H_2CO_3）となることで酸を中和する．次いで，式①の後半で，炭酸が水と二酸化炭素に分解し，気体となって飛散することで，式①全体を効率的に右に進め，酸の中和を促進する（p.13参照）．

$$HCO_3^- + H^+ \longrightarrow H_2CO_3 \longrightarrow H_2O + CO_2 (気体) \cdots 式①$$

*採取した唾液
採取した唾液を放置すると，重炭酸塩が二酸化炭素として放出し，徐々にpHが上昇していきます．これは式①の反応が徐々に右に進むためです．

安静時唾液では重炭酸塩濃度は低いが，刺激時唾液では，分泌速度の増加に伴って濃度が増加し，その結果，pH緩衝作用は高くなる（表Ⅱ-3-1，図Ⅱ-3-1）．一方，刺激時唾液から重炭酸イオンを除去するとpH緩衝作用はほとんど失われてしまうことから（図Ⅱ-3-2），重炭酸塩がpH緩衝作用の主体を占めていることがわかる．

摂食時に刺激時唾液が分泌され，プラークが産生する酸を中和することは，う蝕予防を考えるうえできわめて重要である（p.95参照）．

表Ⅱ-3-1 ヒト唾液および血漿（血清）のpHと無機質濃度[3]　　　　*全血液の値を示す．

		耳下腺唾液 安静時	耳下腺唾液 刺激時	顎下腺唾液 安静時	顎下腺唾液 刺激時	全唾液 安静時	全唾液 刺激時	血漿（血清）
	pH	5.8	7.7	6.5	7.4	6.7	6.8〜7.5	7.35〜7.45*
濃度	重炭酸塩（HCO_3^-）	1.0	22〜23	2〜4	14〜16	5.0	15〜50	23〜32
	ナトリウム（Na）	1.5〜2.5	30〜55	3〜4	25	4〜6	26	135〜145
	カリウム（K）	24〜28	13〜22	14〜15	13	22	20	3.5〜5.5
	カルシウム（Ca）	1.0	1.0	1〜1.6	1.6〜2	1.5〜4	1.5〜3	2〜2.5
	マグネシウム（Mg）	0.1〜0.2	0.02	0.05〜0.1	0.035	0.2	0.15〜0.2	1〜1.5
	塩素（Cl）	17〜22	17〜33	11〜12	16〜26	15	30〜100	95〜100
	リン酸（H_3PO_4）	10	3	4〜6	2	6	4	1〜1.5
	アンモニア（NH_3）	0.9	0.06	0.7	0.04	12	4〜8	0.08〜0.11*
	ロダン塩（SCN^-）	—	3	—	—	15	7〜16	0.1〜1.5
	ヨード（I）	4〜10	2〜15	12	6	4〜24	15〜180	3〜8（結合型）
	フッ素（F）	3	2	—	—	8〜25	2〜20	10〜20

【濃度の単位】mmol/dL：重炭酸塩，ナトリウム，カリウム，カルシウム，マグネシウム，塩素，リン酸．mg/dL：アンモニア，ロダン塩．μg/dL：ヨード，フッ素．

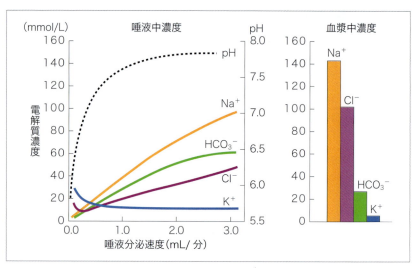

図Ⅱ-3-1　唾液の無機イオン濃度と分泌速度との関係[4]

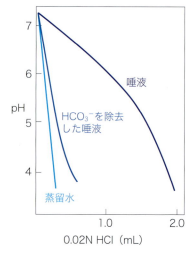

図Ⅱ-3-2　ワックス刺激で得られた刺激時唾液のpH緩衝作用[5]
重炭酸イオンを除去した唾液の緩衝能が対照とした蒸留水のそれと大きく違わないことから、唾液の緩衝作用の主体が重炭酸イオンに由来することがわかる.

*過飽和
ある溶液が本来溶ける量以上の量の物質を含んでいる状態をいいます. 溶けることができる量は, 溶液の状態で変わります. 唾液は, 中性pH付近では, 溶ける量以上のカルシウムとリン酸を含んでいます. しかし, 酸性pHになると, より多くの量のカルシウムとリン酸を溶かすことができるようになり, 過飽和の状態ではなくなり, 歯の表面からカルシウムとリン酸が溶け出すようになります. これを脱灰とよぶことはすでに学んだとおりです（p.78参照）.

（2）カルシウムとリン酸

萌出後の歯の石灰化による成熟や再石灰化に関わる無機質は，カルシウムとリン酸である．唾液中のカルシウムとリン酸は，ヒドロキシアパタイトに対して**過飽和***になっており，エナメル質からのカルシウムとリン酸の溶出を防ぐとともに，**石灰化**や**再石灰化**を促進する．カルシウムとリン酸はイオン（遊離型）として存在するものの他に，タンパク質と結合して存在するもの（結合型）があり，唾液中に過剰に含まれていてもリン酸カルシウムとして沈殿することはない．

唾液中のカルシウムやリン酸はう蝕予防に関わる一方で，**歯石形成**にも関与している（p.117参照）．

（3）フッ素

フッ化物イオンはカルシウムイオンに対する親和性が高く，ヒドロキシアパタイ

トの再石灰化を促進し，さらにヒドロキシアパタイト〔$(Ca_{10}(PO4)_6(OH)_2$〕の水酸基（OH）と置換することで，耐酸性の高い**フルオロアパタイト**〔$Ca_{10}(PO_4)_6F_2$〕を形成し，う蝕予防に寄与する（p.64, 107参照）．

（4）ロダン塩
ロダン塩とはチオシアン酸イオン（SCN^-）のことで，過酸化水素（H_2O_2）とともに唾液ペルオキシダーゼの酵素作用によって，ヒポチオシアン酸イオン（$OSCN^-$）となり，抗菌作用を示す．高齢者や喫煙者の唾液中のロダン塩濃度は高く，喫煙者では非喫煙者の3倍程度を示す．

３ 唾液に含まれる有機質の組成と機能

唾液には，量は少ないものの，さまざまな有機物が含まれており，抗菌作用，潤滑作用，粘膜保護作用，消化作用等，多様な機能をもたらす．

1）糖タンパク質とタンパク質

（1）ムチン
舌下腺，顎下腺，小唾液腺から分泌される唾液に含まれる糖タンパク質である．

ムチンには糖鎖（p.6参照）が多いため保水性に富み，潤滑作用や粘膜保護作用を示す．また，細菌と結合し（細菌凝集作用），強い酸性の胃に送り込むことで，抗菌作用を示す．

ムチンの糖鎖の1つとして血液型物質（ABO血液型）があり，唾液から血液型が判定できることから，法医学分野で利用されている．

（2）高プロリンタンパク質
主に，耳下腺，顎下腺から分泌される唾液に含まれ，プロリンを多く含むタンパク質であり，塩基性高プロリンタンパク質と酸性高プロリンタンパク質に大別される．

塩基性高プロリンタンパク質は，ムチンと同様に潤滑作用や粘膜保護作用を示す．

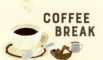

COFFEE BREAK　唾液で血液型を特定する

血液型抗原決定基（A型，B型，O型等）を糖鎖にもつ糖タンパク質を血液型物質，血液型を示す活性を血液型活性といいます．唾液中のムチンは糖鎖が多いため，赤血球よりもはるかに強い活性をもちます．このため，犯罪の現場に残されたタバコの吸い殻等に付着したわずかな唾液から血液型を特定できるので，法医学上重要な検査方法として利用されています．さらに現在では，唾液に含まれる粘膜細胞の破片からDNAを抽出し，個人識別ができるようになってきました．

酸性高プロリンタンパク質はカルシウムとの親和性が高く，唾液中のカルシウムと結合することで唾液のカルシウム濃度を過飽和に維持する（p.78 参照）．また，エナメル質表層のヒドロキシアパタイトに吸着し，石灰化・再石灰化に関与するとともに，歯表面のペリクル成分の主体となる（p.90 参照）．

(3) その他のタンパク質

唾液には，カルシウム親和性が高いリン酸ペプチドとして，スタテリン（高チロシンペプチド），ヒスタチン（高ヒスチジンペプチド）等も含まれる．

2) 酵素

(1) 唾液α-アミラーゼ

耳下腺や顎下腺唾液に含まれる酵素で，デンプンを分解する消化酵素で，デンプンを加水分解してマルトース（麦芽糖）やデキストリンを生成する．

(2) 唾液ペルオキシダーゼ

唾液に含まれるロダン塩（チオシアン酸イオン，SCN^-）を過酸化水素（H_2O_2）で酸化する反応を触媒し，抗菌物質であるヒポチオシアン酸イオン（$OSCN^-$）を生成することで，抗菌作用を発揮する．

(3) リゾチーム

細菌の細胞壁の構成成分であるペプチドグリカン*を加水分解し，破壊することで，抗菌作用を発揮する．ムラミダーゼともよばれる．

3) 抗菌因子

(1) 分泌型 IgA

唾液に含まれる免疫グロブリンのなかで最も多く，細菌の歯や粘膜への付着・吸着を阻止することで抗菌作用を発揮する．血液中で単量体として存在する IgA は，唾液に分泌されるときに J 鎖と分泌成分が結合して二量体の分泌型 IgA となり，細菌のタンパク質分解酵素で分解されにくい構造になる（図Ⅱ-3-3）．

(2) ラクトフェリン

鉄結合性タンパク質であり，唾液腺からは鉄を含まない形（アポタンパク質）で分泌される．細菌の増殖に必要な鉄イオン（Fe^{3+}）を結合して周囲から奪うことで抗菌作用を発揮する．

(3) ヒスタチン

高ヒスチジンペプチド（ヒスチジンが豊富に含まれたペプチド）であり，カルシウム結合性ペプチドとして機能する一方，真菌（カンジダ）や細菌と結合することにより抗菌作用を示すといわれている．

(4) ディフェンシン

粘膜上皮，唾液腺上皮，白血球等から分泌される抗菌ペプチドであり，微生物の細胞膜と結合して孔のような欠損をつくり，抗菌作用を示す．ウイルスを含む多くの微生物に対して非特異的に作用する．複数の種類があり，唾液に含まれるのは β

---

*ペプチドグリカン
細菌の細胞壁の構成成分で，細胞壁の強度を保ちます．グラム陽性細菌の細胞壁はペプチドグリカンが厚く，一方，グラム陰性細菌では薄く，リポ多糖等がその周囲を取り囲んでいます（p.111 参照）．

Ⅱ編
口腔の代謝と機能

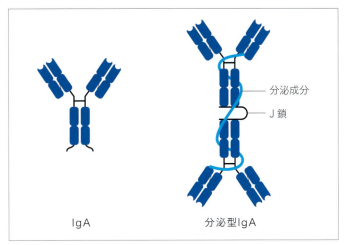

図Ⅱ-3-3　IgAと分泌型IgA

表Ⅱ-3-2　唾液中に見出される主なサイトカイン

・上皮増殖因子（EGF）	・インスリン様増殖因子-1（IGF-1）
・神経成長因子（NGF）	・インスリン様増殖因子-2（IGF-2）
・線維芽細胞増殖因子（FGF）	・トランスフォーミング増殖因子-α（TGF-α）
	・トランスフォーミング増殖因子-β（TGF-β）

ディフェンシンである．

4）その他の低分子物質

(1) ホルモン

　唾液には各種ホルモンが含まれ，その濃度は血中濃度と関係する．特に唾液中のコルチゾールの濃度は血中濃度と高い相関を示すことから，唾液中の濃度を測定することによって，採血のストレスを与えることなく患者のストレス程度を推定することが試みられている．

(2) サイトカイン

　唾液にはさまざまなサイトカインも含まれる（表Ⅱ-3-2）．これらのサイトカインは唾液腺で合成・分泌される．特に**上皮増殖因子**（EGF）は細胞の増殖を促進し，口腔粘膜における創傷治癒を促進する．

文献

1) 髙橋信博ほか．口腔生化学，第6版．医歯薬出版，2018．
2) 全国歯科衛生士教育協議会監修．歯科衛生学シリーズ　栄養と代謝．医歯薬出版，2023．
3) Menaker L. The biologic basis of dental caries. Harper and Row, 1980.
4) 全国歯科衛生士教育協議会．歯科衛生学シリーズ　口腔解剖学・口腔組織発生学・口腔生理学．医歯薬出版，2024, 265．
5) Jenkins GN（河村洋二郎監訳）．ジェンキンス口腔の生理・生化学．医歯薬出版，1981．

4章 プラークの生化学

到達目標

❶ プラークの種類と形成過程について説明できる.
❷ う蝕における歯肉縁上プラークの関わりを説明できる.
❸ 歯周病における歯肉縁下プラークの関わりを説明できる.
❹ 口臭における舌苔の関わりを説明できる.

歯科医学にとってプラーク（デンタルプラーク dental plaque，口腔バイオフィルム）とそれによって生じる疾患，すなわち，う蝕，歯周病等はきわめて重要な疾患であり，歯科医療に占める割合も大きい.研究の進展によって，プラークの形成過程，およびプラークによる疾患発生過程の理解は急速に進んだ.う蝕発生における「特異的プラーク説」から「生態学的プラーク説」への転換に代表されるような病因論の刷新やそれに伴ううう蝕予防・治療法の進展，そして歯周病に対する再生医療の適応等，新たな展開をみせている.

さらに近年では，プラークによって生じる口腔疾患が，全身の健康と密接に関連することが明らかになってきた.このような歯科医療における「新たな潮流」を理解するためには，その背景にある生化学的メカニズムを理解することがますます重要となっている.

本章では，プラークの種類や形成過程，およびそれによって生じる代表的な口腔疾患の発生メカニズムを生化学的に理解し，それに基づいた疾患予防の理論を学ぶ.プラークとプラークによる口腔疾患を理解することは歯科衛生学の基本であり，プロフェッショナルとしての歯科衛生業務における基盤となる.

1 プラーク

1. プラークとバイオフィルム

＊微生物と細菌
微生物には，細菌に加え，真菌，原虫，ウイルス等が含まれます.口腔にもこれらの微生物が生息していることが知られており，正確にいえば，微生物となります.しかし，口腔に関しては，細菌についてよく研究されてきたことから，単に細菌という語句を使うことが多くあります.

プラークは歯垢ともよばれ，歯表面に強固に付着した薄い膜状の構造物をいう.プラークの約70％は微生物であり，さらに唾液や歯肉溝滲出液の成分，微生物の代謝産物，食物等の外来性成分が含まれている.

地球のさまざまな環境においても，微生物＊は安定した表面に付着し，薄い膜状の構造物をつくって生存している.排水口に付着する「ぬめり」等はその代表である.このように微生物が表面を覆ってできた薄い膜状の構造物をバイオフィルム

biofilm（生物を表す bio と薄膜 film を合わせた造語）という．プラークも歯の表面に形成されたバイオフィルムの一種ととらえることができる．さらに，歯以外の口腔粘膜や舌の表面，さらには義歯等の歯科補綴装置や修復物の表面も，微生物を主体とした薄い膜状の構造物で覆われていることから，歯の表面を覆うプラークを含め，広く，口腔バイオフィルムとよぶようになった．

以下に述べる歯肉縁上プラーク*，歯肉縁下プラーク，舌苔はすべて，口腔バイオフィルムに含まれる．

2. 口腔バイオフィルム*（図Ⅱ-4-1, 2）

1）歯肉縁上プラーク

プラークは歯肉の縁を境にして，歯肉縁上プラークと歯肉縁下プラークに分けられる．

歯肉縁上プラークは常に唾液にさらされており，さらに食事のたびに食物に含まれる糖の供給があるため，**糖分解細菌（酸産生細菌）が多い**（p.93 参照）．形成されたばかりの初期プラークは薄く，空気中の酸素にさらされる機会が多いため，酸素を利用する**好気性細菌***や，酸素の有無に関わらず成育が可能な**通性嫌気性細菌**が多い．形成が進み成熟プラークになると，通性嫌気性細菌に加えて，酸素存在下では生育ができない**偏性嫌気性細菌**が増えてくる．

歯肉縁上プラークは**う蝕**の原因になる．また，歯肉辺縁に存在する場合は**歯肉炎**の原因ともなりうる．

---

*歯肉縁上プラーク
歯肉縁上プラークは，歯の平滑面にできる平滑面プラーク，隣接面にできる隣接面プラーク，小窩裂溝にできる小窩裂溝プラークに分けられます．それぞれ構成する細菌や生物活性に差異はありますが，歯肉縁下プラークとは明確に異なっています．本書では，主に平滑面プラークについて説明しています．

🔗 Link
『微生物学 第2版』
Ⅱ編2章

*好気性細菌，通性嫌気性細菌，偏性嫌気性細菌
好気性細菌は酸素を利用するため酸素がないと生育できない細菌，偏性嫌気性細菌は酸素の毒性に対応できないため酸素があると生育できない細菌をいいます．通性嫌気性菌は，酸素は利用しないのですが，酸素に対応できるため酸素があっても生育できる細菌です．プラークやバイオフィルム中には，通性嫌気性細菌や偏性嫌気性細菌が多く生息しています．

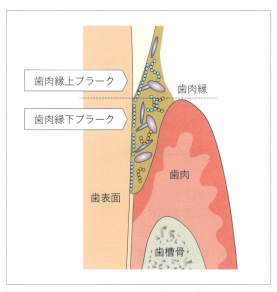

図Ⅱ-4-1　歯肉縁上プラーク，歯肉縁下プラーク

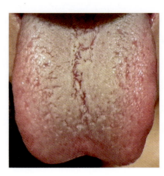
図Ⅱ-4-2　舌苔
（石黒 梓先生のご厚意による）

2）歯肉縁下プラーク

歯肉縁下プラークは歯肉溝や歯周ポケット内に形成されるプラークで，常に歯肉溝滲出液や歯肉上皮由来の剝離上皮が供給されることから，そこに含まれるタンパク質やアミノ酸を栄養素とする**非糖分解細菌**が多い（p.109参照）．さらに，空気中の酸素が浸透しにくい環境であるため，酸素存在下では成育できない**偏性嫌気性細菌**が多い．

歯肉縁下プラークは**歯周病**（歯肉炎，歯周炎）の原因になる．また，**口臭**の原因にもなりうる．

3）舌苔

舌の表面に形成されるバイオフィルムを舌苔という．舌の表面は舌乳頭の存在のために毛羽立った構造をもち，舌乳頭間の溝には舌粘膜上皮由来の剝離上皮や唾液成分が沈着し，さらに食事のたびに食物成分が入り込む．特に舌背部では剝離上皮や唾液成分が沈着しやすい．このような舌表面の多彩な環境を反映して多様な細菌がすみつき，舌苔を形成する（図Ⅱ-4-2）．

舌苔は舌乳頭間の溝に入り込み厚みがあるため，空気中の酸素が浸透しにくく，**通性嫌気性細菌**や**偏性嫌気性細菌**が多い．また，剝離上皮や唾液成分に含まれるタンパク質やアミノ酸を栄養素とする**非糖分解細菌**が多い（p.116参照）．

舌苔は**口臭**の原因になる．

3. プラークの形成[*]

上述のように，口腔にはさまざまなバイオフィルムが存在するが，ここでは歯肉縁上プラークを例にあげ，その形成過程について説明する．

1）ペリクルの形成

エナメル質の表面はどんなに清掃してもただちに唾液に覆われ，唾液中の有機成分が選択的に結合し，厚さ1μm未満の薄い膜状構造物であるペリクル（獲得被膜）で覆われる．ペリクルは唾液に触れた直後から形成が始まり，60〜90分で一定値

に達する．

　ペリクルは無菌，無細胞であり，唾液由来の有機成分，すなわち，ムチンや酸性高プロリンタンパク質等を含む（p.85 参照）．

　エナメル質を構成するヒドロキシアパタイト表面は水和層に覆われ，そこにはカルシウムイオン（Ca^{2+}）が含まれる（p.62 参照）．また，唾液には遊離カルシウムイオンが含まれている（p.84 参照）．酸性高プロリンタンパク質のようなリン酸タンパク質は，ヒドロキシアパタイトの水和層のカルシウムイオンと結合したり，唾液中のカルシウムイオンと結合して複合体を形成し，エナメル質表面に沈着することで，ペリクルを形成する．糖タンパク質であるムチンも，唾液成分と結合して歯表面に沈着することで，ペリクルを形成する．

　ペリクルはエナメル質の保護やフッ化物イオンの保持という機能をもつ一方，細菌の付着を促進し，プラーク形成の土台にもなる．

2）プラークの形成

　ペリクルに細菌が付着し，さらに細菌間をマトリックスが埋め，プラークが形成される．

　ペリクルと細菌の付着の仕組みは，ファン・デル・ワールス力*，疎水的相互作用*，静電的相互作用*といった細菌類によらない非特異的な結合と，細菌表面にあるアドヘシンを介した細菌種に応じた特異的な結合がある（図Ⅱ-4-3）．

　アドヘシンは細菌表面に存在する腕木のような糖結合タンパク質であり，ペリクルに含まれる唾液由来成分と特異的に結合する．さらに，アドヘシンは他の細菌表面の糖タンパク質等とも結合することができ，ペリクルに直接付着する能力の低い細菌でも，先に接着した細菌に接着することで定着が可能となる．他の非特異的な結合も細菌同士で作用し，やがて厚みのある細菌の層を構成するようになる．

　さらに，細菌が細菌間の隙間に菌体外多糖を産生する．菌体外多糖によって細菌

*ファン・デル・ワールス力
分子同士が非常に接近した場合に生じる弱い電気力です．

*疎水的相互作用
疎水性の分子（疎水基）をもつ物質を水に溶かすと，疎水性分子同士が水を避けるように結合し，凝集を起こします．これを疎水的相互作用による結合といいます．

*静電的相互作用
反対の電荷をもつ分子間に生じる結合力です．イオン結合等が含まれます．イオン結合は，ファン・デル・ワールス力の約 10 倍，共有結合の 1/10 程度の結合力に相当します．

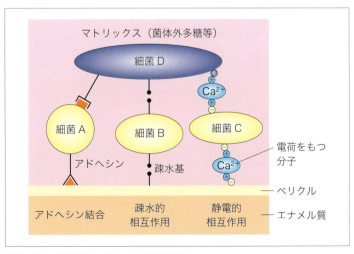

図Ⅱ-4-3　歯肉縁上プラークの形成過程

間の接着性が高まり，より強固なプラークとなる．細菌間を埋める物質は**マトリックス**とよばれ，菌体外多糖に加え，唾液や歯肉溝滲出液の成分，細菌の代謝産物等が含まれる（図Ⅱ-4-3）．菌体外多糖にはさまざまな種類があるが，ミュータンスレンサ球菌がスクロースから合成する**不溶性グルカン（ムタン）**が最も粘性が高く

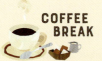

バイオフィルムの構造と特徴

　細菌のような小さな生き物が，過酷な地球環境で生き延びる方法は，栄養が豊かで安定した場所に付着して暮すことです．身近な例としてキッチンのシンクの三角コーナーがあります．三角コーナーは，常にステンレスの安定した表面と食物の残り物があり，細菌たちにとってとても住みやすい環境です．細菌たちはステンレス表面に「ぬめり」という薄い膜として付着し，食物の残り物から得られる栄養で生きています．この薄い膜はバイオフィルムの一例です．歯等の口腔の表面もまったく同じで，細菌がバイフィルムをつくって付着し，食物，唾液，剥離上皮から栄養を得て暮らしているのです．

　歯肉縁上プラークは厚さわずか数十μmの薄いバイオフィルムですが，図に示したように，細菌の大きさが1μm以下であることを考えると，バイオフィルム表層から深部まで何十という細菌が積み重なっていることがわかります．このため，表層と深部では環境が大きく変わります．酸素濃度は大気に触れている表層で高く，深部に行くにつれて低くなります．多くの細菌は代謝で得られた還元力で酸素を消費してしまうため，深部は容易に酸素のない嫌気的な環境となります．糖質濃度は表層から深部へ向かうにつれて低くなりますが，深部でつくられた酸は排泄されにくく，唾液の中和作用も届かないため，酸性環境が維持されやすくなります．このように歯肉縁上プラーク深部は嫌気性菌が住みやすく，う蝕が起きやすい環境になっているのです．さらに，バイオフィルムには薬剤も浸透しにくくなります．カテーテル等体内に置く治療器具の表面にバイオフィルムが形成されると抗菌薬が効きにくくなり，感染防止がきわめて難しくなるのはこのためです．

　定期的なブラッシングはバイオフィルムを厚くしないためにも重要なのです．

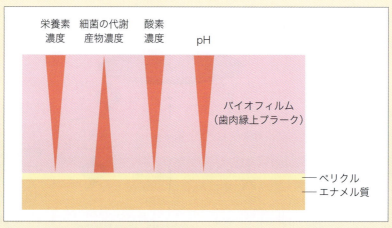

図　バイオフィルムの生物学的特徴

＊細菌叢とマイクロバイオーム

近年，細菌叢（マイクロフローラ）は，マイクロバイオームともよばれるようになりました．マイクロバイオームは，細菌叢がもっている「遺伝子」全体を指し，細菌叢を構成する細菌の「種類」はもちろんのこと，その代謝能等の「機能」も含みます．

強固といわれる（p.98 参照）．

　上記の過程を経て成熟したプラークには，実に 500 種以上の細菌が高密度で生息しており，このような多種多様な細菌からなる細菌群のことを**細菌叢（マイクロフローラ）**＊という．これらの細菌たちは相互に関係しながら生息しており，このように多様な生物が 1 つの環境を共有して共生している状態を**生態系（エコシステム）**とよぶ．地球は生態系の代表であるが，歯表面のプラークも微小とはいえ 1 つの生態系を成している．

② プラークによるう蝕発生機構
―多因子性疾患としてのう蝕―

1. う蝕の特徴

　通常の細菌性疾患は，空気，飲食物，土，動物等に存在する外界中の病原体が，体内に侵入することで発生するため（外因性細菌性疾患），病原体とその疾患発生過程を特定しやすい．一方，う蝕は，正常な口腔にもともと生存する口腔常在細菌によって生じるため（内因性細菌性疾患），病原体の特定やその発生過程を理解することは容易でない．

　う蝕発生過程については，1960 年代に発表された**う蝕の病因論「Keyes の 3 つの輪」**（p.104 参照）に示されたように，歯に細菌がプラークとして付着し，食事に含まれる糖質を代謝して酸を産生し，歯の表面を脱灰することでう蝕が発生する，という基本的な考え方に変化はない．しかし，その後の研究によって，う蝕の発生に影響する因子は多様であり，細菌，糖質，歯に加え，唾液や食生活（生活習慣）といったさまざまな因子が影響することが明らかにされ，現在では「**多因子性疾患**」といわれるようになっている（p.104 参照）．

　以下では，このようなう蝕病因論の変遷を含め，歯科医学において最も古く，特徴的なう蝕という疾患の発生機構について，生化学的視点から説明する．

2. う蝕の発生過程

1）歯肉縁上プラークによる糖からの酸産生

＊ホスホエノールピルビン酸依存性リン酸転移酵素系（PEP-PTS）

PEP-PTS は細菌に特異的に存在する糖を菌体内に取り込む仕組みであり，各糖質専用の取り込み系があります．解糖の中間代謝物であるホスホエノールピルビン酸のエネルギーを使って，グルコースをグルコース 6-リン酸にする等，糖質をリン酸化して菌体内に取り込みます．

　歯肉縁上プラークには，口腔レンサ球菌 *Streptococcus* や放線菌 *Actinomyces* といった糖分解性細菌が多く含まれる（p.89 参照）．これらの細菌は，スクロースやグルコースといった私たちが食物として摂取した糖質を取り込み，私たちと似た**解糖**の経路（p.32 参照）で代謝し，最終的に酸を産生する（図Ⅱ-4-4）．糖質の取り込みは，私たちとは異なり，**ホスホエノールピルビン酸依存性リン酸転移酵素系（PEP-PTS）**＊という糖取り込み酵素系等によって行われる．

93

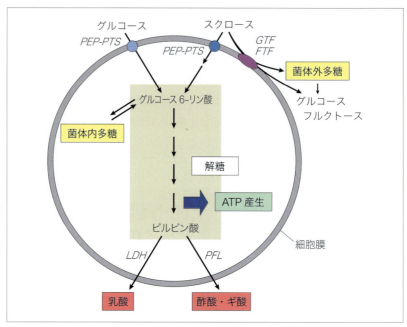

図Ⅱ-4-4 糖分解細菌の糖代謝による酸産生，菌体外多糖と菌体内多糖の合成・分解
グルコースやスクロースは解糖でピルビン酸にまで代謝され，ピルビン酸はLDHによって乳酸に，PFLによってギ酸，酢酸になって菌体外に排出される．糖質摂取が過剰になると，糖質は菌体内多糖となって蓄えられ，糖質が少なくなると利用される．スクロースは菌体外でGTFやFTFによって菌体外多糖の産生に用いられる．斜体は代謝酵素．
PEP-PTS：phosphoenol pyruvate-dependent phosphotransferase system

＊乳酸脱水素酵素（LDH）とピルビン酸ギ酸リアーゼ（PFL）
口腔細菌の多くは，LDHによって乳酸を，PFLによって酢酸，ギ酸を産生します．LDHとPFLは特に糖質濃度と酸素濃度によって制御されます．糖質濃度が高くなるとLDHが活性化され主に乳酸が産生されますが，糖質濃度が低くなるとLDH活性は低下し，代わりにPFLが働き，酢酸やギ酸が産生されるようになります．また，PFLは酸素に触れると容易に失活するため，嫌気条件では酢酸やギ酸が産生されますが，好気条件では乳酸が産生されるようになります．

＊菌体内多糖
口腔内に糖質が過剰に存在すると，細菌は糖の一部をグルコースが連なったグルカンとして菌体内に貯蔵します．これを菌体内多糖といい，その構造は私たちのグリコーゲンと類似しています．菌体内多糖を多く貯蔵できる細菌は，食間時でも菌体内多糖の代謝により酸をつくり続けることができることから，う蝕誘発性が高いといわれています．

　私たちは解糖で得たピルビン酸をさらに代謝し，酸素を消費して水と二酸化炭素まで分解するが（p.33参照），これらの細菌は酸素を使用せず，ピルビン酸から**乳酸脱水素酵素** lactate dehydrogenase（LDH）＊によって乳酸を，**ピルビン酸ギ酸リアーゼ** pyruvate formate-lyase（PFL）によって**酢酸**，**ギ酸**等の有機酸を産生する．したがって，これらの細菌は主に**解糖**だけでATPを得ており，そのエネルギー産生効率は悪い（p.35参照）．しかし，糖代謝速度を高めることで対処しており，その分，酸産生速度は高くなる．

　また，私たちの食事に伴って大量に取り込んだ糖質の一部を，これらの細菌は，**菌体内多糖**＊として菌体内に貯蔵することができる．菌体内多糖は，ちょうど，私たちが摂取した糖質を，いったんグリコーゲンとして蓄えること（p.33参照）と似ており，菌体内多糖の構造もグリコーゲンと類似している．食間時等，糖質が不足した場合には，菌体内多糖を分解して，解糖で代謝し，ATPを得ることができる．

　糖質のなかでも**スクロース**は，菌体外で，グルコシルトランスフェラーゼ glucosyltransferase（GTF）やフルクトシルトランスフェラーゼ fructosyltransferase（FTF）という酵素によって菌体外多糖の合成にも用いられ，プラークのマトリックスとなる．特にミュータンスレンサ球菌によって合成される**菌体外多糖**である不溶性グルカンは粘性が高く，プラークの形成を促進する．また，菌体外多糖は分解されてグルコースやフルクトースとなり，糖代謝基質として利用することもでき

る．菌体外多糖については後述する（p.97 参照）．

2）Stephen カーブと歯表面の脱灰・再石灰化

(1) Stephen カーブ

糖質（10%グルコース溶液）を摂取した際のプラーク内の pH の変化は次のようになり，この一連の pH 変化を **Stephen〈ステファン〉カーブ**＊＊とよぶ（図Ⅱ-4-5）．

①食間時においては，プラークは常に唾液に触れているため，プラーク内の pH は唾液と同様にほぼ中性を維持している．

②しかし，食事等で口腔内にスクロースやグルコース等の糖質が入ると，これらの糖質から，プラーク内の糖分解細菌の糖代謝によって，乳酸等の有機酸が産生され，プラーク内の pH が急激に低下する．

③糖質の供給がなくなると，唾液の洗い流し効果や pH 緩衝作用により，プラーク内の pH は徐々に元の値にまで回復する．

(2) Stephen カーブに伴う歯表面の脱灰と再石灰化

プラーク内の pH が歯表面の無機成分であるヒドロキシアパタイトの**臨界 pH** を下回ると，歯表面の脱灰が始まる（p.78 参照）．

しかし，唾液によって糖質や産生された酸が洗い流され（洗浄作用），酸が中和され（pH 緩衝作用），さらにカルシウムイオンやリン酸イオンが供給されると，

＊Stephen カーブ
1941年，米国の Stephen が最初に報告したことから，発見者の名前をつけてよぶようになりました．微小アンチモン pH 電極をプラークに挿入する方法でプラーク内の pH を測定したものです．

 Link
『保健生態学』
p.141, 147

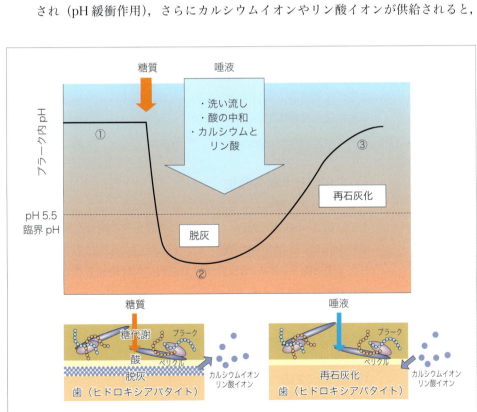

図Ⅱ-4-5　Stephen カーブと歯の脱灰・再石灰化
図中の①〜③は本文の説明と対応している．

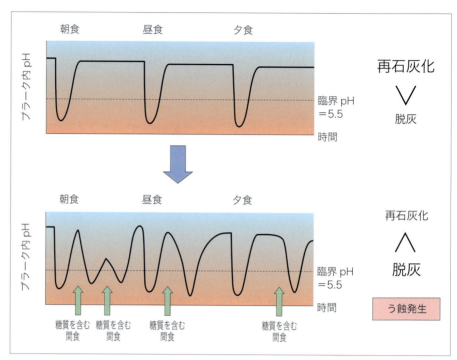

図Ⅱ-4-6　食生活とう蝕の発生

　脱灰された歯表面は再石灰化される（再石灰化作用）（p.79 参照）．
　歯表面は，私たちの食事のたびに，Stephen カーブに伴って，脱灰と再石灰化を繰り返している．少なくとも1日三度の食事に含まれる糖質によって，歯表面の脱灰を避けることはできないが，唾液の効果によって，脱灰された歯表面は再石灰化によって修復され，健全な状態を維持できる．それでは，どのような場合にう蝕が生じるのだろうか．

3）食生活とう蝕の発生

　前述の通り，脱灰よりも再石灰化が上回る食生活をしているかぎり，う蝕は生じない（図Ⅱ-4-6 上）．しかし，頻繁に糖質を含む間食を摂ることで，脱灰が再石灰化を上回るような食生活が続くと，再石灰化が脱灰に追いつけず，歯表面は脱灰されたままとなり，ついに歯表面は実質的に欠け始めることとなる．これがう蝕の始まりである（図Ⅱ-4-6 下）．

3．う蝕の発生に影響する因子

1）プラークのう蝕誘発能

(1) う蝕誘発能を構成する3つの要素

　プラークのもつう蝕を起こす力を「う蝕誘発能」という．う蝕誘発能は，プラークを構成する細菌の①歯面付着能（プラーク形成能），②酸産生能，③耐酸性能に

よって決まってくる．

❶歯面付着能（プラーク形成能）

細菌が歯面のペリクル上に付着し，歯肉縁上プラークを形成することは，う蝕誘発能を発揮するための基本の能力である．細菌が歯面のペリクルに付着し，プラークを形成する仕組みとして，ファン・デル・ワールス力，疎水的相互作用，静電的相互作用といった非特異的結合と，アドヘシン結合という特異的結合があり，さらに菌体外多糖の産生によるマトリックスの形成がある（表Ⅱ-4-1）．これについては，すでにプラーク形成で述べた（p.91 参照）．

このなかで，スクロースから産生される菌体外多糖はその種類によって性質が異なり，細菌の歯面付着能，すなわち，プラーク形成能に影響を与える．口腔内細菌の多くは，菌体外にグルコシルトランスフェラーゼ（GTF）あるいはフルクトシルトランスフェラーゼ（FTF）をもち，スクロースから，それぞれグルカン glucan あるいはフルクタン fructan といった多糖体を産生する（図Ⅱ-4-4, 図Ⅱ-4-7）．

グルコシルトランスフェラーゼは，スクロースからフルクトースを切り離してグ

表Ⅱ-4-1　歯面付着能（プラーク形成能）

非特異的結合	特異的結合	菌体外多糖
・ファン・デル・ワールス力 ・疎水的相互作用 ・静電的相互作用	・アドヘシン	・グルカン glucan 　水溶性グルカン（α-1,6 結合） 　不溶性グルカン（α-1,3 結合） ・フルクタン fructan 　レバン型フルクタン（β-2,6 結合） 　イヌリン型フルクタン（β-2,1 結合）

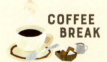

COFFEE BREAK　根面う蝕予防への新たな挑戦

　8020 運動が奏功して，80 歳以上の日本人の過半数は 20 本以上の歯を維持できるようになりました．これは世界的にみてもすばらしい快挙です．残った歯は一生涯にわたり使えるようにう蝕や歯周病の予防が重要です．しかし，高齢になると歯肉が下がり，歯根面が徐々に露出し，根面う蝕のリスクが高まります．歯根面はセメント質やその下層の象牙質からできており，エナメル質と比べてう蝕になりやすいといわれています．その理由として，ヒドロキシアパタイトの結晶が小さく，酸と触れる表面積が大きいために脱灰されやすいこと，20％程度含まれるコラーゲン等の有機質が分解されやすいこと等があげられています．実際にセメント質や象牙質の臨界 pH は 6 程度という報告もあるくらいです．

　特に，セメント質や象牙質に含まれる有機質は，セメント質や象牙質そのものや唾液，さらにはプラーク内細菌に含まれるタンパク質分解酵素によって分解され，徐々に歯根面組織そのものが失われてしまいます．したがって，根面う蝕を予防するためには，これまでのう蝕予防法である脱灰の抑制と再石灰化の促進だけではなく，有機質の保護を考える必要があるのです．う蝕学の新たな挑戦が求められています．

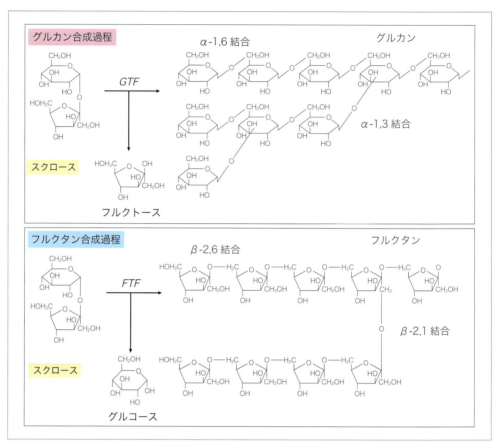

図Ⅱ-4-7　菌体外多糖の合成過程

ルコースを結合し，**グルカン**を合成する．このとき，多くの口腔細菌はα-1,6結合のグルカンを合成するのに対し，ミュータンスレンサ球菌はそれに加え，α-1,3結合をもつグルカンも合成する（**図Ⅱ-4-7**）．α-1,6結合グルカンは水溶性であるのに対し，α-1,3結合グルカンは不溶性で粘性が高い．ミュータンスレンサ球菌が産生するα-1,3結合グルカンの多いグルカンを**不溶性グルカン（ムタン）**という．

そのため，ミュータンスレンサ球菌が増え，スクロース摂取が高まると，プラークはより強固で粘性が高いものとなり，他の細菌の結合を促進することでプラーク形成が加速され，う蝕誘発能が高まる．

フルクトシルトランスフェラーゼは，スクロースからグルコースを切り離してフルクトースを結合し，**フルクタン**を合成する．フルクタンには，β-2,6結合によるレバン型とβ-1,2型のイヌリン型があるが，ともに水溶性である．

長い進化の過程で，さまざまな歯面付着能（プラーク形成能）を獲得した細菌が口腔常在細菌となり，現在に至っている．したがって，歯面付着能（プラーク形成能）は，口腔常在細菌であるための必要最低条件といえる．

❷酸産生能

プラーク内の細菌が糖代謝によって酸を産生することが直接のう蝕発生因子であ

ることから，プラークの酸産生能はう蝕誘発能のなかで最も重要である．

プラークの酸産生能は，プラークの質と量，すなわち，プラークを構成する細菌の種類とその量によって異なる．歯肉縁上プラークを構成する糖分解菌には口腔レンサ球菌や Actinomyces といった細菌が多く，その大部分は糖から酸を産生し，プラーク内の pH をヒドロキシアパタイトの臨界 pH である 5.5 以下に下げる能力をもつ．したがって，プラーク中の糖分解細菌はすべて「う蝕病原細菌」あるいは「う蝕関連細菌」ということができる．そのなかでも，**ミュータンスレンサ球菌**[*]といわれる一群の細菌は酸産生能が高い．

細菌は，食物から供給される糖質からの酸産生に加え，菌体内多糖や菌体外多糖を利用して酸を産生することできる（図Ⅱ-4-4）．食物から糖質が過剰に供給されると，細菌は菌体外多糖と菌体内多糖を合成し，食間時等，外部からの糖質の供給が少ないときにこれらの多糖を分解し，糖代謝基質として用いることができる．このことは，食間時でも酸を産生し続けることを意味し，特に菌体内多糖を蓄積する能力の高い細菌は，う蝕誘発能が高いといわれている．

❸耐酸性能

耐酸性能とは細菌がもつ酸に対する抵抗性のことである．糖分解細菌は糖を代謝して酸を産生し，歯面を脱灰するが，みずからつくり上げた酸性環境は細菌にとっても生存が困難な環境である．う蝕病巣等の pH が低下し脱灰が生じているような酸性環境に耐え，引き続き糖代謝による酸産生を行うことができる細菌は耐酸性能が高く，さらに pH を下げて脱灰を促進し，う蝕を進行させることができる．

細菌の耐酸性能は二段階にとらえることができる．まず，細菌は酸性環境にさらされると酸性環境に適応し，酸性環境に耐えて，より酸を産生するようになる．これを「酸性環境への適応」という．プラーク中の多くの糖分解細菌はこの適応能力をもつ．しかし，さらに厳しい酸性環境になると，ある細菌では適応能力の限界に達し，より耐酸性能の高い細菌のみが生き残るようになる．これを「酸性環境による選択」という．**ミュータンスレンサ球菌**や**乳酸桿菌**は耐酸性能が高く，酸性環境で選択され生き残ることができる．

(2) 特異的プラーク説から生態学的プラーク説へ

1970 年代以降，う蝕誘発性の高い細菌を特定する研究が続けられ，その結果，ミュータンスレンサ球菌がう蝕病原体として特定されてきた．このように特定の細菌によってう蝕が生じるとする考え方を「**特異的プラーク説**」という．しかし，2000 年代に入り，口腔細菌叢の詳細な解析が可能になるにつれ，ヒトのように膨大な種類の口腔常在細菌をもつ場合では，ミュータンスレンサ球菌だけではなく，以下のように，多種多様な細菌が協働し，段階的にう蝕を発生させることがわかってきた．

形成初期のプラークには，ミュータンスレンサ球菌以外の口腔レンサ球菌や Actinomyces といった糖分解細菌が多く，このとき，糖質の摂取が頻繁になると，歯面の脱灰が再石灰化を上回り，初期のう蝕病巣が生じるものと考えられる．これ

---

* ミュータンスレンサ球菌がプラークに占める割合

ミュータンスレンサ球菌は健全な歯面上のプラーク中で 1%未満，う蝕歯面上のプラークでも 10%以下です．その他の菌の大部分はミュータンスレンサ球菌以外の口腔レンサ球菌と Actinomyces であり，これらの細菌も糖質から酸を多量に産生し，プラーク内の pH をヒドロキシアパタイトの臨界 pH 以下まで下げる酸産生能をもっています．

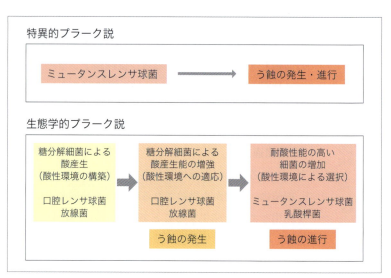

図Ⅱ-4-8　特異的プラーク説と生態学的プラーク説

に伴って酸性環境が繰り返されるようになると，これらの細菌は酸性環境に適応してより酸産生能が高くなる．その結果，より厳しい酸性環境が構築され，ミュータンスレンサ球菌や乳酸桿菌といったより耐酸性能の高い細菌が選択され，さらにう蝕が進行することになる．

　このように，プラーク中において，多種多様な細菌が生息環境（酸性環境）と相互的に作用してう蝕を発生させるという考え方を「**生態学的プラーク説**」という（図Ⅱ-4-8）．実際，初期のう蝕病巣にはミュータンスレンサ球菌が少ないことが知られており，ミュータンスレンサ球菌は必ずしもう蝕原因細菌ではなく，むしろう蝕が進行してからう蝕病巣で増え，う蝕を進行させる**う蝕促進細菌**である可能性が示唆されている．

2）糖質*

　私たちが食物として摂取するほとんどの糖質は，プラーク中の細菌によって代謝され，酸の原料になることからう蝕の原因となりうる．このような糖質のことを**発酵性糖質***という．

　スクロース，グルコース，フルクトースに加え，その他のマルトースやラクトース等の二糖も，細菌に取り込まれ，解糖の代謝経路に合流し，最終的に酸が産生される（p.94参照）．米や小麦に含まれるデンプンは，唾液中のα-アミラーゼによってマルトース等に小分子化された後，細菌に取り込まれて代謝され，酸が産生される．すべての糖質において，プラーク内のpHはヒドロキシアパタイトの臨界pHを下回り，う蝕が発生する可能性があることがわかる（図Ⅱ-4-9）．

　スクロースは，酸の原料になることに加え，菌体外多糖の原料にもなる（p.97参照）ことから，他の糖質よりもう蝕を発生させる能力が高いといわれている．

🔗 **Link**
『栄養学』
2章，3章
『保健生態学』
p.147

＊**発酵性糖質**
糖質から酸やアルコールが産生されることを「発酵」というため，プラーク中で酸産生の材料となる糖を発酵性糖質とよびます．プラーク内細菌は糖質の発酵によって主に酸をつくりますが，日本酒，ビール，ワインの醸造に用いる酵母は糖質からアルコール（エタノール）をつくります．

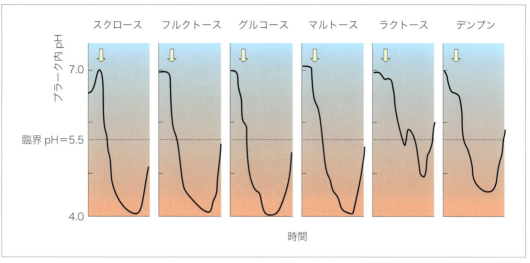

図Ⅱ-4-9 さまざまな糖質によるプラーク内 pH の低下[3]
↓：糖質で洗口

3) 唾液

　唾液の機能のうち，う蝕に関わるものは，主として洗浄作用，pH 緩衝作用，再石灰化作用，抗菌作用である．洗浄作用には唾液の分泌量，pH 緩衝作用には重炭酸イオン濃度，再石灰化作用にはカルシウムイオンやリン酸イオン濃度，抗菌作用には分泌型 IgA，ラクトフェリン，リゾチーム，ペルオキシダーゼ等の抗菌因子が密接に関与する（Ⅱ編 3 章参照）．特に，**唾液の洗浄作用，pH 緩衝作用，再石灰化作用**は，直接的に Stephen カーブに影響し，pH 低下と脱灰の程度，および pH 回復と再石灰化の程度を決めるため，その影響は大きい（p.83 参照）．

　口腔がんの治療のための放射線照射等によって唾液腺に障害が起こると，唾液分泌が低下し，う蝕が多発することが知られている．また，高血圧や脂質異常症のような生活習慣病の治療薬には，唾液の分泌低下をもたらすものが多く，う蝕を誘発しやすい*．特に，口腔乾燥感から発酵性糖質を含む飴をなめる等の行為があると，う蝕発生につながりやすい．

4) 歯

　歯質，歯の形態，歯列の状態は，う蝕の発生に大きく影響する．

　石灰化が不十分，あるいはヒドロキシアパタイト結晶の小さな歯質は脱灰されやすく，結果として，う蝕となりやすい．萌出途上の歯は石灰化が不十分であり，う蝕を起こしやすい．また，**乳歯のエナメル質**は永久歯よりもヒドロキシアパタイト結晶が小さいため脱灰されやすく，う蝕になりやすい．エナメル質形成不全では，エナメル質の石灰化が不十分となり，う蝕を起こしやすい．

　歯の形態では深い裂溝，歯列の状態では歯の隣接面や歯の叢生のように唾液が届きにくく，細菌が定着しやすい部位はう蝕になりやすい．

5）食生活

すでに「食生活とう蝕の発生」（p.96 参照）で学んだように，糖質摂取に伴うpH低下による脱灰と，その後の唾液によって生じる再石灰化のバランスが脱灰に傾くと，う蝕が発生する（図Ⅱ-4-6）．1日三度の食事による糖質（デンプン等）の摂取は栄養学上必要であり，それ以外の食間における糖質の摂取がう蝕発生に影響を与える．すなわち，間食の時期，間食の回数，間食の内容の3点である．

（1）間食の時期

スクロースを含んだ甘味食品を，食事中に食べる場合と食間時に食べる場合では，う蝕の発生が異なることが，Gustafssonらの臨床研究によって報告されている．この研究はスウェーデンのVipeholmにある病院の入院患者436名を対象に5年間行われたもので，**ビペホルム研究**（Vipeholm Study）*とよばれている．チョコレートのような発酵性糖質を含む食品を食間時に摂取すると，う蝕の発生は著しいのに対し，同じ食品を食事と一緒に摂取した場合には，新たなう蝕の発生はほとんど起こらない．

このことは，たとえ発酵性糖質含有食品によっていったん脱灰されても，食間時にpHが回復する時間が確保されれば，再石灰化が起こり，う蝕は生じないことを示した．すなわち，食後すぐ食べる「デザート」はう蝕発生のリスクが低く，食間時に食べる「おやつ」はリスクが高いことを意味する．特に，睡眠中は唾液分泌量が低下することから，**就寝直前**に発酵性糖質を摂取することはう蝕発生のリスクを高めることになる（図Ⅱ-4-10）．

（2）間食の回数

WeissとTrithartは，5～6歳の幼児において，1日の間食回数が増えるほど，1人あたりのう蝕が増加することを示した（図Ⅱ-4-11）．間食の増加によって，発

〔Link〕
『保健生態学』
p.148

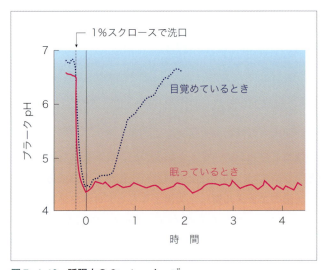

図Ⅱ-4-10　睡眠中のStephenカーブ

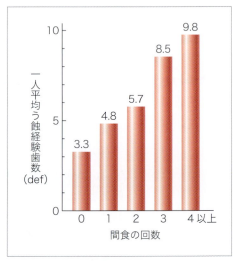

図Ⅱ-4-11　1日の間食回数と一人平均う蝕経験歯数との関係[4]

酵性糖質が口腔内に入る頻度が増加し，その結果，脱灰が再石灰化を上回り，う蝕が増加したものと考えられる（図Ⅱ-4-6）．

(3) 間食の内容

歯面に付着しやすい性状の食品を摂取することは，発酵性糖質を口腔内に長時間停滞させ，酸産生によるpH低下を持続させることとなり，脱灰の時間を長引かせて再石灰化の時間を上回り，う蝕発生につながる．

また，発酵性糖質を含む清涼飲料のなかには，コーラ，ジュース，スポーツ飲料等のように，pHの低いものがあり，発酵性糖質による酸産生に加え，飲料そのものの酸性pHによっても歯面を脱灰することになり，う蝕発生を助長する．

なお，プラークがなくとも食品や飲料そのものに含まれる酸によって歯表面は脱灰され，このような病態を**酸蝕症**という．コーラ，ジュース，スポーツ飲料等の清涼飲料，ワイン，日本酒，ビール等の醸造酒の多くは**酸性**であり，長時間にわたり頻繁に口に含むことで，酸蝕症を起こす可能性がある．

4. う蝕病因論の変遷―「Keyesの3つの輪」から「歯の脱灰と再石灰化のバランス」へ*

う蝕発生過程の基本は，1960年代に発表されたう蝕の病因論「**Keyesの3つの輪**」（図Ⅱ-4-12左）にあるように，歯に細菌がプラークとして付着し，食事に含まれる発酵性糖質を代謝して酸を産生し，歯の表面を脱灰することで発生する，と

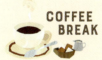

Link
『歯科予防処置論・歯科保健指導論 第2版』
Ⅱ編2章②
『保健生態学』
p.140

COFFEE BREAK　う蝕と酸蝕症

う蝕はプラーク中の細菌が糖から産生した酸が歯表面を脱灰することで生じますが，酸蝕症は酸性物質が，直接，歯表面を脱灰することで生じます．飲食等によって生じるものを外因性，体内からの酸によって生じるものを内因性といいます．

外因性酸蝕症の原因として酸性の飲食物があります．酸性の飲食物はコーラ等の炭酸飲料，ジュース，ワイン等の醸造酒，スポーツ飲料，乳酸菌飲料，飲料酢，果物等で，意外に多いのがわかります．これらのpHは2～4とエナメル質の臨界pHより低く，歯の表面を容易に脱灰します．特に「時間をかけてゆっくりと楽しむ」と，酸蝕症の発生リスクが高まります．これらの飲食物の多くは糖質も含んでおり，プラーク中の細菌が糖質から酸を産生することで，う蝕のリスクも高めてしまいます．酸性の飲食物の摂取には注意が必要です．

一方，内因性酸蝕症は，胃液の口腔内への逆流が原因です．胃液は塩酸を含み，pHは1～2と低く，歯表面を脱灰する力は大変強いのです．摂食障害等で頻回に嘔吐を繰り返したり，胃食道逆流症で胃の内容物が逆流することにより生じます．

外因性酸蝕症では歯の唇側が，内因性酸蝕症では歯の舌側が脱灰されることが多いといわれています．食生活や社会の変化に伴って，酸蝕症は新たな問題となってきています．

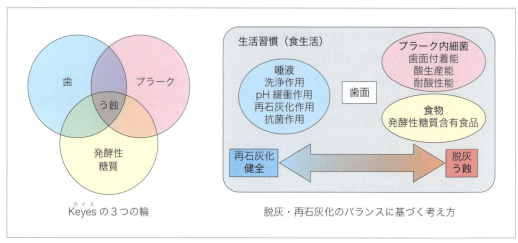

図Ⅱ-4-12　う蝕病因論の変遷

いうことになる．しかし，これまで学んできたように，う蝕の発生に影響する因子は多様であり，細菌のう蝕誘発能，糖質の種類，歯質に加え，唾液の質や量，食生活といったさまざまな因子が影響することが明らかにされ，今では**「多因子性疾患」**といわれるようになった．

現在，う蝕は，プラーク内細菌の酸産生による歯面の脱灰が唾液による歯面の再石灰化を上回ったときに生じると理解され，脱灰を促進しう蝕を発生させる因子として**「発酵性糖質」**と**「プラーク内細菌」**，再石灰化を促進し歯面を健全に保つ因子として**「唾液」**があげられ，この両者のバランスが脱灰に傾くとう蝕になると考えられている（**図Ⅱ-4-12右**）．それぞれの因子を規定するものとして，食生活を含む生活習慣がある．生活習慣には，ブラッシングを含む口腔清掃習慣はもちろんのこと，歯科疾患に関する知識を得られる教育環境やそれにアクセスし，活かせる経済環境，それを支える労働環境・条件といった社会学的要因によるものも含まれる．う蝕が生活習慣病の1つともいわれる理由である．

5．う蝕予防の考え方

これまでに説明したう蝕の発生過程，病因論をもとに，う蝕予防法として，特にブラッシング，食生活の改善と代用甘味料の利用，フッ化物の応用，唾液の分泌促進について考える．

1）ブラッシング

発酵性糖質から酸を産生し，歯面を脱灰するプラークを，ブラッシングで定期的に除去することは，う蝕予防の基本となる．定期的なプラークの除去は，プラークの成熟に伴うう蝕誘発能の増強（**p.91参照**）を防ぐことができる．なお，ブラッシングが届きにくい歯面の部位は，唾液も届きにくく，注意が必要である．

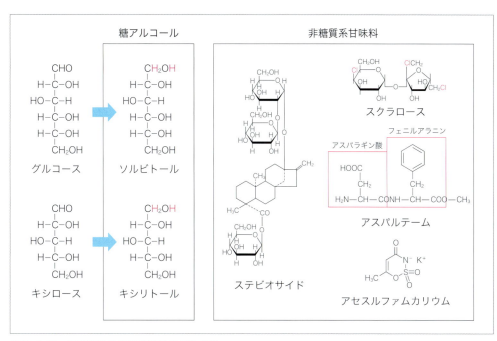

図Ⅱ-4-13 非発酵性の代用甘味料の例と構造

一方，ブラッシングでは完全なプラーク除去は難しく，う蝕予防効果には限度があることが知られている．そのため，以下に述べる他の方法を併用することが重要である．

2）食生活の改善と代用甘味料の利用*

すでに述べたように，う蝕は，脱灰が再石灰化を上回ることで生じるため，間食の回数を減らし，発酵性糖質の摂取頻度を減らすことが重要である．

さらに，間食の際には，発酵性糖質を含まない食品や，発酵性の「低い」あるいは「ない」甘味料で甘みをつけた食品を摂ることで，う蝕リスクを低減させることができる．甘味料はスクロースを基本としており，スクロース以外の甘味料を**代用甘味料**とよぶ．代用甘味料のなかで，プラークによる酸産生がない（**非発酵性**）もしくは少ない（低発酵性）ものであれば，間食時のpH低下を起こさず，う蝕予防に有効である．

甘味料は糖質系と非糖質系に分けられる（p.119, 付表参照）．糖質系甘味料のうち，糖アルコールや一部の二糖は，プラークによる酸産生が低い，もしくはないことから，う蝕を起こさないことを目的とした間食の甘味料として用いられている．**糖アルコール**は糖のホルミル基（CHO）をアルコール性ヒドロキシ基〔-CH(OH)〕に代えたもので，**キシリトール，ソルビトール**等が含まれる（図Ⅱ-4-13, 付表参照）．

いずれも私たちの身体では糖質として消化・吸収されるが，糖アルコールの多くは難吸収性のため，腸管内の浸透圧を増加させ，水の再吸収を妨げることで下痢を

> Link
> 『歯科予防処置論・歯科保健指導論 第2版』
> Ⅲ編4章④

発症することがある．そのため，1日あたりの摂取目安量が推奨されている（キシリトールでは成人1日5〜10g）．また，これらの甘味料はキシリトールを除いてスクロースよりも甘味度が低いため，スクロースと同等の甘さを得る場合には，より多くの量を添加する必要がある．

非糖質系の甘味料は，糖とは異なる化学構造をもち，プラークによる酸産生はない．**スクラロース，ステビオサイド**，アスパルテーム，**アセスルファムカリウム**等が含まれ，その由来は化学合成から植物由来成分までさまざまである（図Ⅱ-4-13，付表参照）．いずれも甘味度はスクロースの数十倍〜数百倍であり，少量で甘みを付加できる．**アスパルテーム**はその構造に**フェニルアラニン**を含むため，代謝異常症である**フェニルケトン尿症**をもつ患者には注意が必要である．アスパルテームを含む食品には，「L-フェニルアラニン化合物を含む」等の表示が，消費者庁によって義務づけられている．

デンプン等の発酵性糖質を必要量摂取することは栄養学上不可欠であるため，3度の食事の糖質までを非発酵性の代用甘味料に置き換えることは不適切であり，間食に用いることでう蝕予防をはかることが望ましい．

このようなことから，う蝕予防を目的として，プラーク内のpHをpH 5.7よりも低下させないことを検証した間食用食品には，消費者庁の「**特定保健用食品（トクホ食品）**」*や国際トゥースフレンドリー協会の認定*を受けたものがあり，それぞれの認定マークを表示して市販されている（図Ⅱ-4-14）．

---

*特定保健用食品
体の機能等に影響を与える保健機能成分（関与成分）を含む食品のことで，トクホともいいます．消費者庁が関与成分の有効性と安全性を審査し，認可します．認可された食品は特定保健用食品としてのマークと特定の保健機能について表示することができるようになります．う蝕予防に関するトクホが販売されており，う蝕予防に役立っています．

*歯に信頼マーク
食品摂取後30分以内にプラーク内のpHを5.7より低下させない食品に対して，国際トゥースフレンドリー協会がマークをつけることを認可しています．

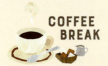

COFFEE BREAK　フェニルケトン尿症という先天性代謝異常症

先天的に代謝酵素が欠損していたり働きが不十分なために体内の代謝がうまく進まず，余計な物質がたまったり，必要な物質が不足して，発育障害，知的障害，意識障害等全身に影響を与える疾患を先天性代謝異常症といいます．

フェニルケトン尿症は，アミノ酸の1つであるフェニルアラニンの代謝酵素の欠損や機能不全で起こる先天性代謝異常症です．体内にフェニルアラニンが蓄積し，さらに蓄積したフェニルアラニンは通常とは異なる代謝経路で代謝され，フェニルケトンという一群の物質（フェニルピルビン酸，フェニル酢酸，フェニル乳酸等）となって尿中に排泄されます．この疾患の主症状は知的障害ですが，発育期にフェニルアラニンを制限した食事を摂ることで，発症を防止できます．近年では，生涯にわたって食事療法を続けることが望ましいとされるようになってきました．血中フェニルアラニン濃度の管理に留意すれば，健常者と同様の生活を送ることができるのです．

う蝕の原因とはならない代用甘味料アスパルテームは，フェニルアラニンとアスパラギン酸からできています．ですから，フェニルケトン尿症の患者には注意が必要です．

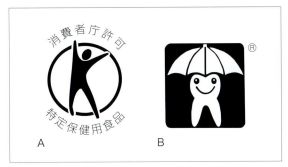

図Ⅱ-4-14 「トクホマーク」(A) と「歯に信頼」マーク (B)

3) フッ化物の応用

(1) フッ化物のう蝕予防作用
フッ化物は，以下の4つのう蝕予防作用があることが知られている．

❶歯質に対する作用（p.64, 78参照）

結晶性の改善：フッ化物洗口のように低濃度のフッ化物を繰り返しヒドロキシアパタイトに作用させると，その**結晶格子欠陥**にフッ化物イオンが入ることで結晶性が改善・安定化し，耐酸性が向上する．

再石灰化の促進：脱灰された歯表面のヒドロキシアパタイト〔$Ca_{10}(PO_4)_6(OH)_2$〕は，再石灰化の際にフッ化物イオンが存在すると**フルオロアパタイト**〔$Ca_{10}(PO_4)_6F_2$〕が形成され，再石灰化が促進される．これは，フルオロアパタイトはヒドロキシアパタイトよりも**臨界pH**が低いことから，再石灰化におけるpH回復の過程で，先に結晶化するためである．

歯質の耐酸性の向上：ヒドロキシアパタイトの水酸基がフッ化物に置換されたフルオロアパタイトは耐酸性が高く，脱灰されにくくなる．

❷プラーク内細菌に対する作用

糖代謝の抑制：フッ化物イオンは菌体内に入り込み，糖代謝経路（解糖）の酵素の1つである「**エノラーゼ**」を阻害し，酸産生を抑制する．フッ化物は，細菌が糖質を取り込む酵素である「**PEP-PTS**」も阻害することが知られている（図Ⅱ-4-15）．

フッ化物イオンは，通常，フルオロアパタイトとして歯質表面に存在したり，プラーク内細菌にカルシウムイオンを介して結合して存在しているが，プラーク内細菌が糖代謝によって酸を産生しpH低下が生じると，フルオロアパタイトの溶解やプラーク内細菌からの遊離によって放出され，上記の作用をもたらす．

(2) フッ化物の応用法
フッ化物イオンは，フッ化ナトリウム（NaF），モノフルオロリン酸ナトリウム（Na_2PO_3F），フッ化第一スズ（SnF_2）といったフッ化物として利用されている．フッ化物の応用には，米国等で広く行われている全身応用と日本を含めた多くの国々が採用している局所応用の2つがある．

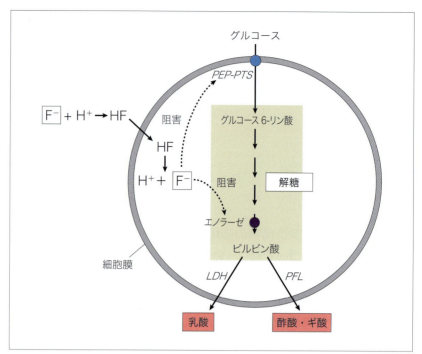

図Ⅱ-4-15　フッ化物による細菌の糖代謝の阻害
フッ化物イオン（F⁻）は，水素イオン（H⁺）と結合してフッ化水素（HF）となり，細菌の細胞膜を透過して菌体内に入る．HFは菌体内で再びF⁻とH⁺に解離する．F⁻はエノラーゼやPEP-PTSを阻害することで糖代謝を抑制し，酸産生を低下させる．斜体は代謝酵素．

全身応用には，フッ化物の飲料水への添加，フッ化物の錠剤やフッ化物添加食卓塩等がある．**局所応用**には，**フッ化物の歯面塗布，フッ化物洗口，フッ化物配合歯磨剤**の使用等がある．それぞれの応用濃度は厳密に定められており，日本では，フッ化物の歯面塗布（フッ化物イオン濃度：9,000 ppm），フッ化物溶液の洗口（フッ化物イオン濃度：225〜900 ppm），フッ化物配合歯磨剤（フッ化物イオン濃度：1,500 ppm以下）となっている．

4）唾液分泌の促進

再石灰化を担う唾液の分泌を促進することで，う蝕予防効果が期待される．

ガムをかむ等の機械的刺激で唾液分泌が促進され，大量の刺激唾液が分泌される．**刺激唾液**は，その分泌量から洗浄作用が高いのに加え，重炭酸塩を高濃度に含むためpH緩衝作用が強く（p.83参照），カルシウムイオンやリン酸イオンも含むため，再石灰化能に優れる．ガムには，プラーク内細菌の酸産生の原料となる発酵性糖質ではなく，酸産生の原料にならない**非発酵性の代用甘味料**（p.105参照）が使われていることが重要である．このような非発酵性の代用甘味料を使用したガムをシュガーレスガムといい，う蝕予防効果が期待できる．うま味や甘味といった味覚刺激でも唾液分泌を促進することができる．

さまざまな疾病によって唾液分泌が低下し，**口腔乾燥症（ドライマウス）**となる

と，唾液の自浄作用の低下による食事由来発酵性糖質の残留と，それに引き続く酸産生の増加，そして再石灰化作用の低下によって，う蝕発生リスクが上がる．このような場合には，機械的刺激や味覚刺激によって唾液分泌を促進することとともに，人工唾液を使用することが必要となる．

高血圧や脂質異常症の薬，抗不安薬等，多くの服用薬剤によっても唾液分泌は低下し，口腔乾燥症の症状をきたす．上記のような唾液分泌の促進も必要だが，主治医に相談のうえ，薬剤の種類を変えてもらう等の対応が必要となる*．

Link
『高齢者歯科学』
p.136, 174
『薬理学 第2版』
p.44, 219

③ プラークによる歯周病発生機構*

Link
『歯周病学』
p.28

歯周病は，う蝕と同様に，口腔常在細菌が増殖して形成されたプラークによって発生・進行する．歯周病では，主に歯肉縁下プラーク内の非糖分解細菌（タンパク質・アミノ酸を代謝する細菌）が関与する（p.90参照）．歯周病は，細菌に由来する歯周組織傷害因子によって惹起され，それに対する私たち宿主の持続的な生体防御反応（炎症）によって進行する．

1. 細菌に由来する歯周組織傷害因子

歯肉縁下のプラーク内細菌の多くは偏性嫌気性細菌であり，常に歯肉溝滲出液や歯肉上皮由来の剝離上皮が供給されることから，そこに含まれるタンパク質やアミノ酸を栄養素として生息する．その際，これらの細菌がタンパク質分解酵素（プロテアーゼ），リポ多糖 lipopolysaccharide（LPS），各種代謝産物等を産生し，歯周組織を傷害する（図Ⅱ-4-16）．

1）タンパク質分解酵素

これらの細菌のあるものは菌体外にタンパク質分解酵素を産生し，歯肉溝滲出液や歯肉剝離上皮由来のタンパク質を分解してペプチドやアミノ酸といった小分子に変え，それを取り込み代謝することでエネルギーを得ている．しかし，タンパク質分解酵素の活性が高まるとタンパク質で構成されている歯周組織，さらには補体系*や免疫グロブリンのような生体防御機構を担うタンパク質分子（p.115参照）を分解することで，歯周組織を傷害するようになる．

たとえば，*Prevotella intermedia*（プレボテーラ インターメディア）や *Porphyromonas gingivalis*（ポルフィロモナス ジンジバリス）は菌体外にタンパク質分解酵素を産生し，歯周組織や生体防御機能を担うタンパク質分子を分解し，歯周病の発生・進行を促進する．特に *P. gingivalis* は gingipain（ジンジパイン）という強力なタンパク質分解酵素を産生する．

また，*Aggregatibacter actinomycetemcomitans*（アグレガティバクター アクチノミセテムコミタンス）は，ロイコトキシンという毒素を菌体外に分泌し，白血球（特に好中球，単球）を傷害することで，歯周病の発生・

*補体系
抗体が捕捉した異物を攻撃するタンパク質群をいいます．通常は不活性状態で血中に存在します．抗原抗体複合体やリポ多糖によって活性化された補体系はさまざまな機能を果たします．

4章 プラークの生化学

109

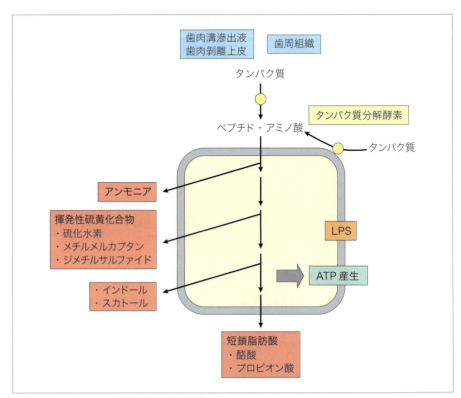

図Ⅱ-4-16　非糖分解細菌のタンパク質・アミノ酸代謝とLPS

進行を促進する．ロイコトキシンのような菌体外に産生する毒素を「**外毒素**」という．

2）リポ多糖（LPS）

　リポ多糖（LPS）は，歯肉縁下プラークに多い**グラム陰性細菌***に共通して存在する細胞壁成分であり（図Ⅱ-4-17），菌体が破壊され，遊離することで細胞傷害性作用を発揮する．「**内毒素**」ともよばれ，LPSに含まれるリピドA生理活性を担っている．LPSは，①マクロファージや好中球の活性化による炎症性サイトカイン*やタンパク質分解酵素の分泌促進，②補体系の活性化，③破骨細胞の活性化による歯槽骨の吸収促進等の作用があり，歯周病の発生・進行に大きく関わる．細菌構成成分である線毛にも生理活性があり，LPSに類似した機能を示す．

3）代謝産物

　タンパク質・アミノ酸の代謝産物として，短鎖脂肪酸（酪酸，プロピオン酸等），硫化物（硫化水素，メチルメルカプタン等），アンモニア等が産生され，いずれも歯周組織細胞に対して傷害作用があることから，歯周病の発生・進行に関わると考えられている（図Ⅱ-4-16）．

***グラム陰性細菌**
クリスタルバイオレットで染色した後，アルコールで容易に脱色される細菌をグラム陰性細菌，脱色されない細菌をグラム陽性細菌といいます．

***炎症性サイトカイン**
人体内におけるさまざまな炎症症状を引き起こす因子として関与するIL-1，IL-6，TNF-α等のサイトカインを炎症性サイトカインといいます．マクロファージ，リンパ球等さまざまな細胞から産生され，全身性あるいは局所的な炎症反応の原因となり，歯周組織では破骨細胞を活性化することで歯槽骨吸収を促進します．

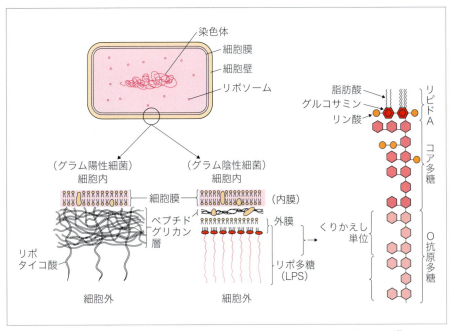

図Ⅱ-4-17　グラム陽性細菌とグラム陰性細菌の細胞壁の構造の比較とリポ多糖（LPS）[2]

2. 生体防御機構と炎症反応

1）生体防御機構

歯周組織を構成する軟組織は歯表面と異なり脆弱であり，細菌による破壊と侵入を防ぐ仕組みが備わっている．これを生体防御機構という．生体防御機構には，バリア（障壁）としての粘膜，自然免疫，獲得免疫の3種類がある．バリアとしての粘膜と自然免疫は非特異的な防御機構であるが，獲得免疫は特異的な防御機構である．

非特異的防御機構は，生まれながらにもつ，細菌のような異物を無差別に排除する仕組みであるのに対し，**特異的防御機構**である獲得免疫は，生後，感染等の経験によって後天的に獲得される精密で強力な仕組みである．獲得免疫は，体液性免疫（液性免疫）と細胞性免疫に分けられる（図Ⅱ-4-18）．

(1) バリアとしての粘膜

歯肉は粘膜上皮に覆われており，外縁上皮と歯肉溝上皮を構成する粘膜上皮の細胞間には強靭な細胞結合があるため，それ自体が物理的に細菌の侵入を防いでいる（**物理的バリア**）．さらに粘膜を覆う唾液や歯肉溝滲出液には，リゾチームやディフェンシン等の抗菌因子が含まれており，化学的にも細菌の定着や侵入を防ぐことができる（**化学的バリア**）（p.86 参照）．加えて粘膜上には多くの細菌が口腔常在細菌として定着しており，定着部位を先に占有することで，より病原性の高い細菌の定着や増殖を生物学的に防いでいる（**生物学的バリア**）．

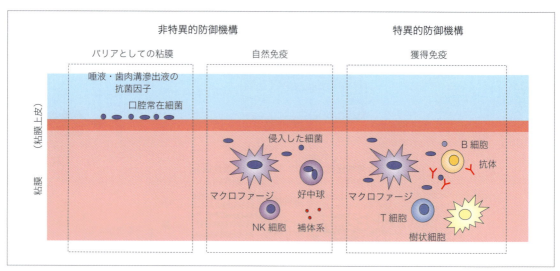

図Ⅱ-4-18　生体防御機構の概要

(2) 自然免疫

自然免疫は生まれつき備わった防御機構であり，受容体（レセプター）を介して，細菌の侵入や異常な細胞をいち早くみつけ排除する．主に好中球，マクロファージ，樹状細胞といった食細胞が担う．細菌が歯周組織に侵入・傷害する（p.114参照）と，食細胞が細菌を取り込んで殺傷する．細菌に共通する分子を認識する代表的受容体がToll様レセプターである．

ナチュラルキラー natural killer 細胞（NK細胞）も自然免疫を担い，細菌が感染した細胞や悪性腫瘍細胞等の異常細胞を殺傷する．

自然免疫では補体系も機能する．補体系は細菌の侵入に対応する一群の血中タンパク質であり，刺激を受けると連続的に活性化され，最終的に食細胞の誘導や活性化とともに，細菌の細胞膜を破壊し殺傷する．

(3) 獲得免疫（図Ⅱ-4-19）

非特異的防御機構が破られ細菌等の異物が侵入すると，各種白血球や組織の細胞，種々のタンパク質が協働して異物を除去するように機能する．

組織内を監視しているマクロファージや組織内で待機している樹状細胞は**抗原提示細胞**として機能する．抗原提示細胞は細菌等の異物に出会うと，食作用によってその異物を取り込んで分解して異物の特徴をもつ**抗原**をつくり，**ヘルパーT細胞**に渡す．このとき，抗原提示細胞は，主要組織結合遺伝子複合体 major histocompatibility complex（MHC）に抗原を結合して，細胞表面に提示する．

ヘルパーT細胞は，抗原提示細胞から抗原を受け取った後，刺激を受けるサイトカインの種類によって複数のヘルパーT細胞（Th1，Th2等）に分化する．Th1は細胞性免疫を，Th2は体液性免疫を誘導する．

❶体液性免疫（液性免疫）

骨髄で分化したB細胞はヘルパーT細胞（Th2）によって形質細胞に分化し，

＊ヘルパーT細胞
ヘルパーT細胞は，骨髄の造血幹細胞で生まれた後，胸腺で分化・選別されます．自己と非自己の識別や抗原認識力が優れていて，免疫の中枢的役割を果たしています．

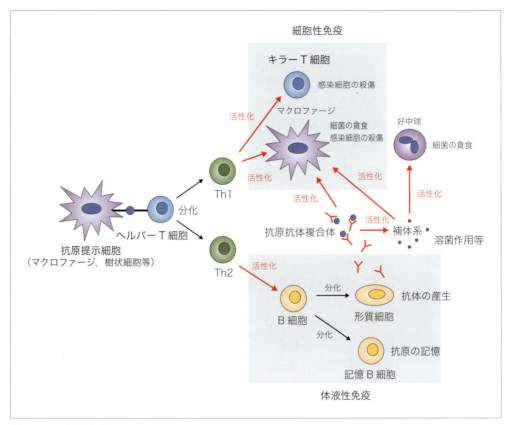

図Ⅱ-4-19 獲得免疫

抗体を産生する．抗体は，抗原を特異的に認識して結合する糖タンパク質分子で，**免疫グロブリン** immunoglobulin（Ig）とよばれる．5種類あり，唾液の抗菌因子である分泌型 IgA はその1つである．

産生された抗体は抗原と結合し，**抗原抗体複合体**を形成する．これによって抗原をもつ細菌を凝集させたり，外毒素を不活性化させたりすることができる．さらに，抗原抗体複合体は補体と結合すると**補体系**を活性化し，細菌に対する溶菌作用等を発揮する．

一部の B 細胞は，抗体に関する情報を記憶した記憶 B 細胞へと分化する．記憶 B 細胞は二度目の感染の際にすみやかに抗体を産生することにより，生体防御に大きく関わる．

❷細胞性免疫

ヘルパー T 細胞（Th1）は，キラー T 細胞やマクロファージといった細胞を活性化する．**キラー T 細胞**は，細菌等が感染した細胞にアポトーシスを誘導し，死滅させる．**マクロファージ**は活性化によって食作用が高まり，細菌を貪食し，死滅させる．

Link
『病理学・口腔病理学』
Ⅰ編6章①

2) 炎症反応*

　生体防御機構はさまざまな反応によって細菌を排除する．これらの反応は生体側にも負担を強いることになり，発赤，熱感，腫脹，疼痛といった臨床症状をもたらす．これらの生体側の反応を炎症という．炎症は，細菌等の異物の侵入や傷害を阻止しようとすることで生じる正常な生体防御反応である．

　炎症は，細菌等の異物による侵入や傷害とともに急速に起こり，その排除の完了をもってすみやかに収束する．これを**急性炎症**という．一方，本来一過性で治まる炎症が，低レベルではあるが，長期間持続するものを**慢性炎症**という．歯周病はその代表であり，細菌を排除しきれず，細菌による侵入や傷害が持続することで生じる．正常な生体防御反応であっても炎症が長期にわたり持続すると，生体組織の構造や機能を損なってしまう．

Link
『歯周病学』
Ⅰ編3章②

3. 歯周病の発生過程*（図Ⅱ-4-20）

　歯周病は，細菌の定着による細菌由来の歯周組織傷害因子の放出とそれに伴う細菌の侵入によって始まり，これらに対する生体防御反応に伴う持続的な炎症による歯周組織の破壊，さらには歯槽骨の吸収に至る．炎症が歯肉に限局しているものを歯肉炎，歯周組織全体に広がったものを歯周炎という．

1) 細菌の定着と侵入（図Ⅱ-4-21）

　歯肉縁下は，常に歯肉溝滲出液や歯肉粘膜由来の剝離上皮が供給され，タンパク質，ペプチド，アミノ酸に富み，また，構造的に空気に触れることが少ないため嫌気的な環境となる．この環境に適した細菌は，非糖分解でタンパク質・ペプチド・アミノ酸を栄養素とする嫌気性菌であり，代表的な細菌として *Fusobacterium nucleatum*（フソバクテリウム ヌクレアタム）や *P. intermedia* があげられる．

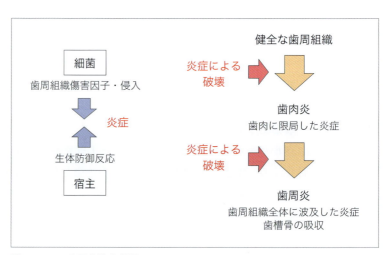

図Ⅱ-4-20　歯周病発生過程

すでに述べたように，粘膜には，障壁としての機能や自然免疫といった非特異的防御機構が備わっており，さらに歯肉溝滲出液にはさまざまな抗菌因子や補体系が含まれている．このため，これらの細菌は，宿主由来のタンパク質，ペプチド，アミノ酸を利用して歯肉縁下に定着しながらも，常に宿主由来の抗菌因子によって抑制を受けている．

　しかし，歯口腔清掃の不良等により，これらの細菌が過剰になると，タンパク質分解酵素や代謝産物等の細菌由来の歯周組織傷害因子が増え，歯肉粘膜を傷害・破壊することで，細菌がバリアを越えて粘膜下に侵入する．また，歯肉溝滲出液に含まれる抗菌因子や補体系の多くはタンパク質であるため，細菌由来のタンパク質分解酵素で分解されることで抗菌機能が減弱し，細菌の侵入を助長する．さらに，歯周組織の傷害・破壊によって出血が生じると，血液成分を増殖因子として利用する *P. gingivalis* が増殖し，歯周組織の傷害・破壊を促進する．

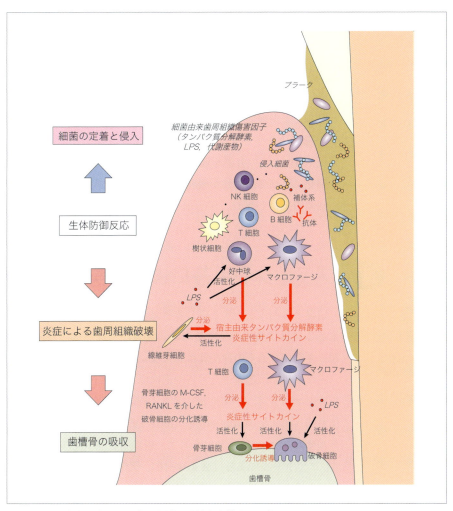

図Ⅱ-4-21　炎症反応による歯周組織の破壊と歯槽骨の吸収
斜体字は細菌由来因子．

2）炎症反応による歯周組織の破壊（図Ⅱ-4-21）

　細菌の侵入に伴って白血球が浸潤し，生体防御反応が活性化する．すでに述べたように，好中球やマクロファージによる食機能（自然免疫，細胞性免疫），B細胞による抗体産生と抗原抗体複合体に伴う補体系活性化による溶菌作用（体液性免疫）によって，侵入した細菌の排除が活発化し，やがて獲得免疫が確立する（図Ⅱ-4-19）．

　しかし，歯周組織の特性，すなわち物理的に小さな組織でありながら常に膨大な数のプラーク内細菌と対峙していることから，細菌の完全な排除は困難であり，生体防御反応は持続し慢性炎症となる．このため，好中球やマクロファージの活性化は持続し，タンパク質分解酵素（コラゲナーゼ，ゼラチナーゼ，エラスターゼ等），等の宿主由来の歯周組織傷害因子や炎症性サイトカインを産生し続け，歯周組織を破壊してしまう．

　さらに，細菌由来のLPSは好中球とマクロファージの活性化を促進し，歯周組織の破壊を助長する．また，産生された炎症性サイトカインは歯周組織の線維芽細胞を活性化してタンパク質分解酵素を分泌させ，歯周組織の破壊を拡大する．

3）歯槽骨の吸収（図Ⅱ-4-21）

　炎症反応による歯周組織の破壊が持続し，継続的な細菌の侵入によって慢性炎症となると，炎症病巣にはリンパ球（T細胞，B細胞）が浸潤する．マクロファージやT細胞はさまざまな炎症性サイトカインを分泌し，骨芽細胞によるRANKLの発現やM-CSFの分泌を通して破骨細胞を分化誘導し（p.76参照），最終的に，破骨細胞によって歯槽骨が吸収される．

　細菌由来のLPSは，破骨細胞を活性化することで，歯槽骨吸収を助長する．

④ プラークや舌苔による口臭発生機構*

Link

『保健生態学』
p.200
『歯科予防処置論・
歯科保健指導論
第2版』
Ⅲ編2章⑥

　口臭とは他人が不快と感じる呼気の臭いのことをいう．プラークや舌苔によって生じる口臭は全体の9割を占め，**舌苔**が主な原因となる．舌苔はう蝕も歯周病も起こさないためその存在は目立たないが，口臭発生源として重要である．

　主な口臭原因物質は，舌苔や歯肉縁下プラークに多い非糖分解な嫌気性菌によって，タンパク質，ペプチド，アミノ酸から作られる代謝物，すなわち，**揮発性硫黄化合物** volatile sulfur compounds（**VSC**：硫化水素，メチルメルカプタン，ジメチルサルファイド），アンモニア，短鎖脂肪酸（酪酸，プロピオン酸等），インドール，スカトールである（図Ⅱ-4-16）．**硫化水素**と**メチルメルカプタン**は，それぞれ，硫黄を含むアミノ酸であるシステイン，メチオニンから産生される．**アンモニア**と**短鎖脂肪酸**はアミノ酸代謝時に共通して産生される．**インドール**と**スカトール**はトリプトファンから産生される（図Ⅱ-4-22）．特に重要な口臭原因物質は揮発性硫

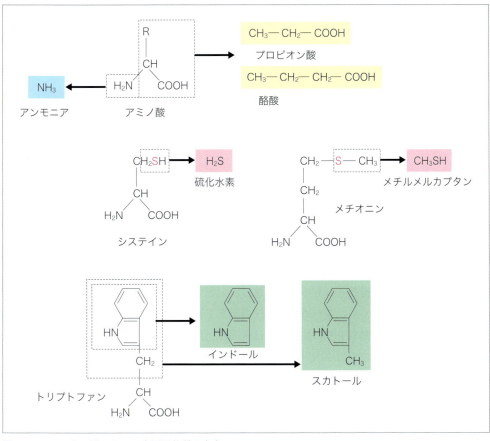

図Ⅱ-4-22　アミノ酸からの口臭原因物質の産生

黄化合物であり，口臭の診断に用いられる．
　口臭は，舌苔に加え，非糖分解な嫌気性菌の多い進行した歯周病やう蝕の病巣からも発生し，特に歯周病では症状の1つとなる．

5 プラークと歯石*

Link
『保健生態学』
p.115
『歯科予防処置論・歯科保健指導論 第2版』
Ⅱ編2章①

　プラークが石灰化すると**歯石**となる．歯石には歯肉縁上にできる**歯肉縁上歯石**と，歯肉縁下にできる**歯肉縁下歯石**がある．
　歯肉縁上歯石は，歯肉縁上プラーク中で唾液に含まれるカルシウムやリン酸が沈着し，石灰化することで生じる．石灰化は数日から2週間で生じ，白色で比較的柔らかく除去しやすい．すでに学んだように，唾液に含まれるカルシウムやリン酸は，脱灰した歯表面を再石灰化する重要な役割を果たすが（p.84参照），プラーク中では歯石を形成してしまうという2面性を持つ（図Ⅱ-4-23）．
　歯肉縁下歯石は，歯肉縁下プラーク中で主に歯肉溝滲出液に含まれるカルシウムやリン酸等の物質が石灰化することで生じる．歯肉縁下歯石は歯肉溝滲出液にさま

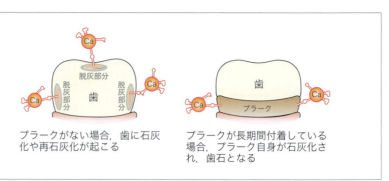

図Ⅱ-4-23 石灰化と歯石形成[2]
中性付近では，唾液中のカルシウムやリンは過飽和であるため，何かのきっかけで容易に析出する．歯面にカルシウムやリンが入り込んで結晶化すれば，歯の石灰化や再石灰化となる．一方，プラークにカルシウムやリンが入り込み石灰化が進行すると，歯石が形成される．

ざまな物質が含まれるため，黒褐色を呈し，硬く除去しにくい．

歯石そのものの病原性はないといわれるが，歯石を足場にしてプラークが形成しやすくなるため，特に歯周病を引き起こしやすい．唾液の分泌口に近い下顎前歯部舌側や上顎臼歯部頰側は歯肉縁上歯石が生じやすく，歯肉炎症部位では歯肉溝滲出液の増加や出血等によって歯肉縁下歯石が生じやすくなる．

文献

1) 髙橋信博ほか．口腔生化学，第6版．医歯薬出版，2018．
2) 全国歯科衛生士教育協議会監修．歯科衛生学シリーズ　栄養と代謝．医歯薬出版，2023．
3) Imfeld T. Evaluation of the cariogenicity of confectionery by intra-oral wire-telemetry. SSO Schweiz Monatsschr Zahnheilkd. 1977；87(5)：437-64.
4) Weiss RL et al. Between-meal eating habits and dental caries experience in preschool children. Am J Public Health Nations Health. 1960；50：1097-104.

付表　甘味料および代用甘味料の分類

系統	分類	名称	甘味度（スクロース＝1）	プラーク酸産生性	ヒト腸管消化性・吸収性	エネルギー代謝基質性（kcal/g）	化学構造・その他
糖質系甘味料	二糖	スクロース（ショ糖）	1	+	易消化性	4	グルコースとフルクトースのα1, β2グリコシド結合による二糖
	単糖	グルコース（ブドウ糖）	0.74	+	易消化性	4	
		フルクトース（果糖）	1.73	+	易消化性	4	
		異性化糖	1.3	+	易消化性	4	デンプンを原料としてつくったグルコース液に酵素を作用させてグルコースの一部をフルクトースに変えた混合物
		転化糖	1.3	+	易消化性	4	スクロースを溶かした液体に酸を加えて加熱するか、分解酵素を作用させて、グルコースとフルクトースに分解（転化）した糖
	二糖	マルトース（麦芽糖）	0.33	+	易消化性	4	グルコースの二糖
		ラクトース（乳糖）	0.16	+	易消化性	4	グルコースとガラクトースの二糖
	スクロース異性体	ラクツロース（ラクチュロース）	0.6~0.7	低	難消化性	1.5~2.4	フルクトースとガラクトースのα1,6グリコシド結合による二糖
		パラチノース（イソマルツロース）	0.45	低	易消化性	4	グルコースとフルクトースのα1,6グリコシド結合による二糖
		トレハロース	0.5	低	易消化性	3.5以下	グルコースとフルクトースのα1,グリコシド結合による二糖
	オリゴ糖	カップリングシュガー	0.5~0.6	+	易消化性	3.5以下	スクロース（GF）のグルコース（G）にGを付加したもので、GFF, GGF, GGGF等だが、実際の商品には未反応のスクロース等が混在する
		フラクトオリゴ糖	0.3~0.6	+	難消化性	1.5~2.4	スクロース（GF）のフルクトース（F）にFを付加したもので、GFF, GFFF等だが、実際の商品には未反応のスクロース等が混在する
	糖アルコール	ソルビトール	0.6~0.7	−	難吸収性	2.5~3.4	グルコースの糖アルコール
		マンニトール	0.57	−	難吸収性	1.5~2.4	マンノースの糖アルコール
		マルチトール	0.75~0.8	−	難消化性	1.5~2.4	マルトースの糖アルコール
		ラクチトール	0.35	−	難吸収性	1.5~2.4	ラクトースの糖アルコール
		キシリトール	1.08	−	難吸収性	2.5~3.4	キシロースの糖アルコール
		エリスリトール	0.7~0.8	−	易吸収・非代謝性	0	エリスロースの糖アルコール
		還元水飴	0.2~0.7	−	難消化性	2.8	水飴（デンプンを部分的に分解した粘液状の甘味料。ブドウ糖、麦芽糖、デキストリン等の混合物で、主成分は麦芽糖）に水素添加して糖アルコール化したもの
		還元パラチノース（イソマルチトール）	0.5	−	難消化性	1.5~2.4	パラチノースの糖アルコール
非糖質系甘味料	化学修飾系	スクラロース	600	−	難消化性	0	スクロースの一部を塩素に置換したもの
	配糖体系	ステビオサイド（ステビア）	200	−	難消化性	4	ステビアという植物の葉や茎から得られる。食品添加物として認められているのは日本、ロシア、台湾、マレーシア、ブラジル、韓国等であり、米国やヨーロッパ等では認められていない。
		グリチルリチン	50	−	難吸収性	0	甘草という植物から得られる
	アミノ酸系	アスパルテーム	100~200	−	消化性	4	メチル化されたフェニールアラニンとアスパラギン酸のペプチド結合体
	化学合成系	アセスルファムカリウム	200	−	難代謝性	0	アセト酢酸の誘導体
		サッカリン	200~700	−	吸収性	0	日本では安全性確保のため各食品への使用量が制限されており、使用されている食品にはその旨と使用量が付記されている。
		ズルチン	70~350	−	吸収性	0	肝臓機能障害や発がん性等の毒性が認められたため、欧州、中国等では使用が禁止されているが、米国や日本では現在でも使用されている。
		サイクラミン酸ナトリウム（チクロ）	300~700	−	吸収性	0	

さくいん

あ

亜鉛 …………………………………22
アグリカン …………………………59
アシル CoA …………………………37
アスパラギン ………………………20
アスパラギン酸 ……………………20
アスパルテーム …………106, 119
アセスルファムカリウム…106, 119
アセチル CoA ………33, 37, 39
アデニン ……………………………45
アデノシン一リン酸 ………………28
アデノシン三リン酸 ………………28
アデノシン二リン酸 ………………28
アドヘシン …………………………91
アドレナリン ………………………50
アミノ基 ……………………………19
アミノ基転移反応 …………………40
アミノ酸 ……………………………19
アミノ酸代謝 ………………………39
アミノペプチダーゼ ………………26
アミロース …………………………16
アミロペクチン ……………………16
アメロゲニン ………………………65
アメロブラスチン …………………66
アラニン ……………………………20
アルカリ ……………………………12
アルカリ性 …………………………12
アルカリ性溶液 ……………………12
アルカリホスファターゼ …………74
アルギニン …………………………20
安静時唾液 …………………………83
アンチコドン ………………………47
アンモニア ………………12, 40, 116

い

胃液 …………………………………26
イオウ ………………………………22
鋳型鎖 ………………………………46
異性化糖 ……………………………119
イソロイシン ………………………20
一次構造 ……………………………19
遺伝子の発現 …………………46, 48
遺伝子の役割 ………………………45
遺伝情報の伝達 ……………………45
インスリン …………………………50

インスリン抵抗性 …………………50
インテグリン ………………………59
インドール …………………………116
イントロン …………………………46

う

う蝕 …………………………………77
　　――の特徴 ……………………93
　　――の発生に影響する因子……96
　　――の病因論 …………93, 103
　　――誘発能 ……………………96
　　――予防 ………………………104
ウラシル ……………………………45
ウリジン三リン酸 …………………33

え

栄養学 ………………………………3
栄養素 ………………………………13
液性免疫 ……………………………112
エキソン ……………………………46
エコシステム ………………………93
エチレンジアミン四酢酸 …………81
エナメリン …………………………66
エナメル質 …………………………61
　　――う蝕 …………………77, 79
　　――タンパク質 ………………65
エネルギー基質 ……………………29
エネルギー源 ………………………29
エネルギー代謝 ……………………29
エノラーゼ ………………32, 107
エラスチン …………………………57
エリスリトール ……………………119
エルゴステロール …………………18
塩基 …………………………12, 44
塩基性溶液 …………………………12
炎症性サイトカイン ………………110
炎症反応 ……………………………114
塩素 …………………………………22

お

黄体ホルモン ………………………18
オステオカルシン …………60, 72
オステオプロテゲリン ……………76
オステオポンチン ……60, 66, 75
オリゴ糖 …………………14, 119

か

壊血病 ………………………………57
開始コドン …………………………47
解糖 …………………32, 93, 94
外毒素 ………………………………110
灰分 …………………………………22
過栄養 ………………………………42
化学寄生説 …………………………77
化学細菌説 …………………………77
化学的バリア ………………………111
核 ……………………………………7
顎下腺 ………………………………82
核小体 ………………………………8
獲得免疫 ……………………………112
活性型ビタミン D …………69, 70
カップリングシュガー ……………119
滑面小胞体 …………………………8
カテプシン K …………………61, 76
果糖 …………………………14, 119
ガラクトース ………………………17
カリウム ……………………………22
カルシウム ………22, 69, 73, 84
カルシウムイオン …………………78
カルシウムとリンの摂取比率……23
カルシトニン …………………69, 70
還元 …………………………………30
還元パラチノース …………………119
還元水飴 ……………………………119
還元力 ………………………………30
間質コラゲナーゼ …………………61
緩衝液 ………………………………12
緩衝系 ………………………………49
環状構造 ……………………………15
緩衝作用 ……………………………12
間食の回数 …………………………102
間食の時期 …………………………102
間食の内容 …………………………103
甘草 …………………………………119
甘味料 ………………………………119

き

飢餓 …………………………………42
ギ酸 …………………………12, 94
基質 …………………………………27
基質準位リン酸化 …………28, 33

基質小胞 ·················74
基質特異性 ···············27
キシリトール ·········106, 119
機能性タンパク質 ··········21
揮発性硫黄化合物 ··········116
揮発性酸 ·················49
キモトリプシン ············26
吸収 ····················24
急性炎症 ················114
吸着イオン層 ··············62
極性 ····················11
キラー T 細胞 ············113
キレート剤 ···············79
キレート作用 ··············79
キロミクロン ··············25
金属イオン ···············27
菌体内多糖 ···············94

く

グアニン ·················45
グアノシン三リン酸 ·········33
クエン酸回路 ··············34
グラム陰性細菌 ···········110
グリコーゲン ··············16
　──代謝 ···············32
　──の合成 ·············33
　──の分解 ·············33
グリコサミノグリカン ·······58
グリコシド結合 ············14
グリシン ··············20, 56
クリステ ··············8, 35
グリセリン ···············16
グリセロール ···········16, 18
グリチルリチン ···········119
グルカゴン ···············50
グルカン ·············97, 98
グルコース ·········14, 17, 119
グルコシルトランスフェラーゼ
　······················94, 97
グルタミン ···············20
グルタミン酸 ··············20
クロム ···················22

け

経口ブドウ糖負荷試験 ········51
血液型抗原決定基 ···········85

血液の緩衝能 ··············49
血管側細胞膜 ···········75, 76
血球成分 ·················25
結合組織 ·················54
結晶 ··················62, 73
結晶格子欠陥 ··············64
結晶性の改善 ··············64
血漿成分 ·················25
血清カルシウム代謝調節器官 ····69
血清カルシウム調節ホルモン ···69
血清カルシウム濃度 ·······23, 68
血中グルコース濃度 ·········50
血糖値 ···················50
ケトン体 ·················43
ケラタン硫酸 ··············58

こ

高エネルギーリン酸結合 ·······28
好気性細菌 ···············89
口腔乾燥症 ··············108
口腔生化学 ················1
口腔バイオフィルム ·········89
口腔レンサ球菌 ············93
抗原 ···················112
抗原抗体複合体 ···········113
抗原提示細胞 ············112
高次構造 ·················19
口臭 ················90, 116
恒常性 ··············49, 68
酵素 ··················14, 27
構造タンパク質 ············21
抗体 ···················113
高プロリンタンパク質 ········85
高分子 ···················24
五大栄養素 ···············13
五炭糖 ···················45
骨芽細胞 ·············70, 72
骨 Gla タンパク質 ··········60
骨細胞 ··············71, 72
骨の改造 ·················76
骨リモデリング ············76
コドン ···················47
コドン表 ·················48
コバルト ·················22
コラーゲン ···············56
ゴルジ体 ··················8

コレステロール ············18
コンドロイチン 4-硫酸 ·······58
根面う蝕 ·················97

さ

細菌叢 ···················93
サイクラミン酸ナトリウム ···119
再石灰化 ··············79, 96
サイトカイン ··············87
細胞 ·····················6
細胞外マトリックス ·········55
細胞極性 ·················75
細胞骨格 ··················8
細胞小器官 ················7
細胞性免疫 ··············113
細胞増殖 ··················9
細胞分化 ··················9
細胞膜 ····················6
酢酸 ··················12, 94
鎖状構造 ·················15
サッカリン ··············119
酸 ·····················12
酸化 ····················30
酸化的脱アミノ反応 ·········40
酸化的リン酸化 ·········28, 34
酸産生細菌 ···············89
酸産生能 ·················98
三次構造 ·················19
酸蝕症 ··············79, 103
酸性 ····················12
酸性溶液 ·················12
酸素の運搬 ···············25
三大栄養素 ···············13
三大唾液腺 ···············82
酸脱灰説 ··············77, 78

し

耳下腺 ···················82
シグナル物質 ··············9
刺激時唾液 ···············83
歯垢 ····················88
脂質 ····················16
脂質代謝 ·················37
歯周組織 ·················54
歯周組織傷害因子 ··········109
歯周病の発生 ············114

121

システイン	20
歯石	84, 117
自然免疫	112
質量作用の法則	78
至適 pH	49
シトシン	45
歯肉	54
歯肉縁下歯石	117
歯肉縁下プラーク	90
歯肉縁上歯石	117
歯肉縁上プラーク	89
ジペプチダーゼ	26
脂肪酸	16, 18, 37
脂肪酸の合成	39
歯面付着能	97
終止コドン	48
重炭酸イオン	13, 49, 83
重炭酸塩	83
十二指腸	69
消化	24
消化酵素	26
脂溶性	16
脂溶性ビタミン	21
小唾液腺	82
小腸液	26
小腸微絨毛膜	24
上皮小体ホルモン	70
上皮組織	54
小胞体	8
触媒作用	27
植物性機能	51
ショ糖	16, 119
自律神経系	51
真核細胞	44
人工多能性幹細胞	9
腎臓	69
人体構成成分	13

す

膵液	26
膵液 α-アミラーゼ	26
水酸化物イオン	11
水素イオン	11
水素イオン濃度	49
膵臓	50
水素結合	11

水溶性ビタミン	21
膵リパーゼ	26
水和層	62
スカトール	116
スクラーゼ	26
スクラロース	106, 119
スクロース	16, 100, 119
ステビア	119
ステビオサイド	106, 119
ステファンカーブ	95
ステロール	18
ストロンチウム	65
スプライシング	46
ズルチン	119

せ

生化学	1
成熟 mRNA	46
生成物	27
生体アミン	40
生態学的プラーク説	100
生態系	93
生体防御機構	111
静電的相互作用	91
生物学的バリア	111
石灰化	74
舌下腺	82
赤血球	25
舌苔	90, 116
接着性タンパク質	59
セメント質	54, 61
ゼラチナーゼ	61
セリン	20
セリンプロテアーゼ	61
セルロース	16
セレン	22
線維状タンパク質	56
前駆体 mRNA	46
染色体	7
セントラルドグマ	45

そ

双極子	11
象牙質	61
——シアロリンタンパク質	66
——リンタンパク質	61, 66

疎水性	16
疎水的相互作用	91
粗面小胞体	8
ソルビトール	106, 119

た

ターンオーバー	39
体液性免疫	112
耐酸性能	99
代謝	1, 27
代謝産物	110
代用甘味料	105, 119
多因子性疾患	104
唾液	26, 82
——α-アミラーゼ	26, 86
——の組成	82
——の比重	82
——の分泌速度	82
——の分泌量	82
——ペルオキシダーゼ	86
脱アミノ反応	40
脱灰	77, 95
脱水結合	17
脱炭酸反応	40
多糖	14, 16
多量元素	22
単位胞	62, 73
短鎖脂肪酸	116
炭酸	13, 64
炭酸脱水酵素	27, 50
胆汁	25
胆汁酸	18
単純脂質	16, 18
弾性線維	57
単糖	14, 119
タンパク質	19
——代謝	31
——の吸収	39
——の合成	10, 47
——の消化	39
——の代謝回転	39
——分解酵素	109

ち

チオシアン酸イオン	85
チクロ	119

チミン ……………………………45
中心体 ………………………………8
中性脂肪 ………………… 16, 18
中性溶液 ……………………12
チロシン ……………………20

つ

通性嫌気性細菌 ……………………89

て

低栄養 ……………………………42
ディフェンシン ………………………86
低分子 ………………………24
デオキシリボ核酸 ………………7
デコイ ………………………76
デコリン ……………………59
鉄 ……………………………22
転化糖 ………………………119
電子伝達系 …………………34
電子伝達系酵素 ………………35
転写 …………………………46
デンプン ……………………16

と

銅 ……………………………22
糖アルコール ……… 105, 106, 119
糖原性アミノ酸 ………………36
糖鎖 …………………………6
糖質 ………………… 14, 100
　　——系甘味料 ……………119
　　——コルチコイド ………50
　　——代謝 …………………29
糖新生 ……………… 36, 51
糖尿病 ………………………50
糖の合成 ……………………36
糖分解細菌 …………………89
特異的プラーク説 ………………99
特異的防御機構 ………………111
特定保健用食品 ………………106
トクホ食品 …………………106
ドライマウス ……………………108
トランスファー RNA ……… 8, 47
トリグリセリド ……………… 16, 18
トリプシン ……………………26
トリプトファン ………………20
トレオニン ……………………20

トレハルロース ………………119

な

ナイアシン ……………………21
内分泌系 ……………………51
ナチュラルキラー細胞 ………112
ナトリウム ……………… 22, 64

に

ニコチンアミドアデニンジヌクレオ
　　チド ………………………33
二酸化炭素の排出 ………………25
二次構造 ……………………19
二重らせん ……………………44
二糖 ………………… 14, 16, 119
乳酸 …………………………12
乳酸脱水素酵素 ………………94
乳糖 …………………… 16, 119
尿素 …………………………40
尿素回路 ……………………40

ぬ

ヌクレオチド …………………44

は

パールカン …………………59
配位結合 ……………………79
バイオフィルム ………………89
麦芽糖 ………………… 16, 119
破骨細胞 ……………… 70, 75
破骨細胞分化因子 ……………76
波状縁 ………………… 75, 76
発酵性糖質 …………………100
歯に信頼マーク ………………106
歯の組成 ……………………61
歯のフッ素症 ………………64
歯の無機成分 ………………62
パラチノース ………………119
バリア ………………………111
バリン ………………………20
パルミチン酸 ………………18, 38
パントテン酸 ………………21

ひ

ヒアルロン酸 …………………58
ビオチン ……………………21

ヒスタチン …………………86
ヒスチジン …………………20
ビタミン ……………………21
　　—— A ……………………21
　　—— B$_1$ …………………21
　　—— B$_2$ …………………21
　　—— B$_6$ …………………21
　　—— B$_{12}$ ………………21
　　—— B 群 ………………21
　　—— C ……………… 21, 57
　　—— D ……………………21
　　—— D$_3$ …………………70
　　—— E ……………………21
　　—— K ……………………21
　　——過剰症 ………………22
　　——欠乏症 ………………22
必須アミノ酸 ………………20
必須脂肪酸 …………………16
非糖質系甘味料 ………106, 119
非糖分解細菌 ………………90
非特異的防御機構 ………………111
ヒドロキシアパタイト
　　……………… 62, 73, 77, 78
ヒドロキシ基 ……………… 15, 73
ヒドロキシプロリン ………………57
ヒドロキシリシン ………………57
非発酵性 ……………………105
ビペホルム研究 ………………102
肥満 …………………………42
標的器官 ……………………69
標的細胞 ……………………9
ピリミジン塩基 ………………44
微量元素 ……………………22
ピルビン酸 …………………33
ピルビン酸ギ酸リアーゼ ………94
ピロリン酸 …………………74

ふ

ファン・デル・ワールス力 ………91
フィブロネクチン ………………60
フェニルアラニン ……… 20, 106
フェニルケトン尿症 …………106
不揮発性酸 …………………49
複合脂質 ……………… 16, 18
副甲状腺 ……………………70
副甲状腺ホルモン ……… 69, 70

副腎皮質ホルモン …………………18
フッ化物 ……………………………64
　──イオン ………………………84
　──歯面塗布 ……………………108
　──洗口 …………………………108
　──のう蝕予防作用 ……………107
　──配合歯磨剤 …………………108
フッ素 ………………………22, 64, 84
物理的バリア ………………………111
ブドウ糖 ………………………14, 119
不飽和脂肪酸 ………………………16
不溶性グルカン …………………92, 98
プラーク …………………………77, 88
プラーク形成能 ……………………97
フラクトオリゴ糖 …………………119
フラビンアデニンジヌクレオチド
　…………………………………33
プリン塩基 …………………………44
フルオロアパタイト ……64, 78, 107
フルクタン ………………………97, 98
フルクトース ………………14, 17, 119
フルクトシルトランスフェラーゼ
　………………………………94, 97
プロテアーゼ ………………………109
プロテオグリカン ……………………58
プロトン ……………………………75
プロトンポンプ ………………………75
プロリン ……………………………20, 56
分泌型 IgA …………………………86

へ

ヘパラン硫酸 ………………………58
ヘパリン ……………………………58
ペプシン ……………………………26
ペプチドグリカン ……………………86
ペプチド結合 ………………………19
ヘム …………………………………25
ヘモグロビン ………………………25
ペリクル ……………………………90
ヘルパー T 細胞……………………112
偏性嫌気性細菌 ……………………89
ペントースリン酸回路 ………………32

ほ

萌出後成熟 …………………………62
放線菌 ………………………………93

飽和脂肪酸 …………………………16
補酵素 ………………………………27
ホスホエノールピルビン酸依存性リ
　ン酸転移酵素系 …………………93
ホスホリン …………………………66
補体系 …………………………109, 112
ホメオスタシス ……………………49
ホルモン ……………………………9
ホルモン系 …………………………51
翻訳 ………………………………10, 46

ま

マイクロバイオーム ………………93
マイクロフローラ …………………93
マグネシウム ……………………22, 64
マクロファージ ……………………113
マトリックス ………………8, 35, 92
マトリックスメタロプロテアーゼ
　…………………………………61
マルターゼ …………………………26
マルチトール ………………………119
マルトース ………………………16, 119
マロニル CoA ………………………38
マンガン ……………………………22
慢性炎症 ……………………………114
マンニトール ………………………119

み

水 ……………………………………10
　──の性質 ………………………10
　──の分布 ………………………10
　──分子 …………………………10
ミトコンドリア …………………8, 35
ミトコンドリア DNA ………………8
ミネラル ……………………………22
未分化間葉系細胞 …………71, 72
ミュータンスレンサ球菌…………99

む

無機質 ……………………………16, 22
ムタン ……………………………92, 98
ムチン ………………………………85

め

明帯 ………………………………75, 76
メカニカルストレス…………………72

メタロプロテアーゼ…………………61
メチオニン …………………………20
メチルメルカプタン …………………116
メッセンジャー RNA ………………7, 46
免疫グロブリン ……………………113

も

モデリング …………………………76
モノグリセリド ………………………25
モリブデン …………………………22

ゆ

有機質 ………………………………16
誘導脂質 ……………………………18

よ

葉酸 …………………………………21
ヨウ素 ………………………………22
四次構造 ……………………………19
予備アルカリ ………………………49
四量体 ………………………………19

ら

ラクターゼ …………………………26
ラクチトール ………………………119
ラクツロース ………………………119
ラクトース ………………………16, 119
ラクトフェリン ……………………86
ラミニン ……………………………60
ランゲルハンス島 A 細胞………50
ランゲルハンス島 B 細胞…………50

り

リシン ………………………………20
リソソーム …………………………8
リゾチーム …………………………86
リボソーム ………………………8, 46
リポ多糖 ……………………………110
リモデリング ………………………77
硫化水素 ……………………………116
両親媒性 ……………………………18
リン ………………………………22, 69
臨界 pH ……………………13, 78, 95
リン酸 ……………………………73, 84
　──イオン ………………………78
　──基 ……………………………45

124

リン脂質 ················18
リン脂質二重層 ··········6, 18

れ

レンサ球菌 ··············93
レンニン ················26

ろ

ロイシン ················20
ロダン塩 ················85
六方晶 ··················73

数字

3本鎖らせん ············56
Ⅰ型コラーゲン ··········56
Ⅱ型コラーゲン ··········56
Ⅳ型コラーゲン ··········56

ギリシャ文字

α-グルコース ···········17
α鎖 ··················56
α-炭素 ···············19
β-グルコース ···········17
β酸化 ················37
βディフェンシン ········87
β-フルクトース ·········17

A

Actinomyces ·············93
ADP ·················28, 32
AMP ·················28
ATP ·············28, 32, 34
　——合成酵素 ·········35
　——産生量 ·······35, 38

B

B細胞 ·················113

C

Ca/P重量比 ············63

D

DNA ·················7, 44
D-グルコース ···········14
D体 ··················14
D-フルクトース ·········14

E

EDTA ·················81
Embden-Meyerhof経路·········31

F

FAD ·················33
FTF ···············94, 97

G

GTF ···············94, 97
GTP ·················33

H

H$^+$ ··················11
H$_2$CO$_3$ ················13
HCO$_3$$^-$ ············13, 49

I

Ig ··················113
iPS細胞 ················9

K

Keyesの3つの輪·······93, 104
Krebs回路 ·············31

L

LDH ·················94
LPS ·················110

M

MMP ·················61
mRNA ···············8, 46
mtDNA ················8

N

NAD$^+$ ················32
NK細胞 ···············112

O

OH$^-$ ·················11
OPG ·················76

P

PEP-PTS ···········93, 107
PFL ·················94
pH ··················12
pH緩衝作用 ············82
PTH ·················70

R

RANK ·················76
RANKL ················76
RANKL受容体 ···········76
RNAの合成 ············46
Runx2遺伝子 ···········72

S

Stephenカーブ ·········95
Streptococcus ··········93

T

TCA回路 ··············31
tRNA ···············8, 47

U

UTP ·················33

V

Vipeholm Study··········102
VSC ·················116

【編者略歴】

髙橋　信博
1984年　東北大学歯学部卒業
1986年　日本学術振興会特別研究員（DC）
1988年　東北大学大学院歯学研究科修了
　　　　（歯学博士）
1988年　東北大学歯学部附属病院医員
1988年　米国ミネソタ大学歯学部（Visiting
　　　　Assistant Professor）
1990年　東北大学歯学部口腔生化学講座助手
1998年　東北大学歯学部口腔生化学講座助教授
2001年　東北大学大学院歯学研究科口腔生化学分
　　　　野教授
2004年　東北大学大学院歯学研究科副研究科長・
　　　　歯学部副学部長（〜2019年）
2010年　東北大学教育研究評議員（〜2023年）
2020年　東北大学大学院歯学研究科長・歯学部長
　　　　（〜2023年）

眞木　吉信
1978年　東京歯科大学卒業
1990年　東京歯科大学助教授
2002年　東京歯科大学教授
2019年　東京歯科大学名誉教授

石川　裕子
1984年　広島大学歯学部附属歯科衛生士学校卒業
1999年　日本女子大学家政学部(通信教育課程)食
　　　　物学科卒業
2002年　広島女学院大学大学院人間生活学研究科
　　　　修了
2009年　新潟大学大学院医歯学総合研究科口腔生
　　　　命科学専攻修了
2013年　新潟大学大学院医歯学総合研究科准教授
2016年　九州看護福祉大学看護福祉学部口腔保健
　　　　学科教授
2018年　千葉県立保健医療大学健康科学部歯科衛
　　　　生学科教授（〜2024年）

歯科衛生学シリーズ
人体の構造と機能2
生化学・口腔生化学　　　　　　　ISBN978-4-263-42641-8

2025年1月20日　第1版第1刷発行

　　　　　監　修　一般社団法人
　　　　　　　　　全国歯科衛生士
　　　　　　　　　教 育 協 議 会
　　　　　著　者　髙橋信博 ほか
　　　　　発行者　白 石 泰 夫
　　　　　発行所　医歯薬出版株式会社
　　　　　〒113-8612 東京都文京区本駒込1-7-10
　　　　　TEL. (03)5395-7638(編集)・7630(販売)
　　　　　FAX. (03)5395-7639(編集)・7633(販売)
　　　　　https://www.ishiyaku.co.jp/
　　　　　郵便振替番号　00190-5-13816

乱丁，落丁の際はお取り替えいたします　　　　印刷・教文堂／製本・愛千製本所
© Ishiyaku Publishers, Inc., 2025. Printed in Japan

本書の複製権・翻訳権・翻案権・上映権・譲渡権・貸与権・公衆送信権（送信可能化権を含む）・口述権は，医歯薬出版㈱が保有します．
本書を無断で複製する行為（コピー，スキャン，デジタルデータ化など）は，「私的使用のための複製」などの著作権法上の限られた例外を除き禁じられています．また私的使用に該当する場合であっても，請負業者等の第三者に依頼し上記の行為を行うことは違法となります．

JCOPY ＜出版者著作権管理機構 委託出版物＞
本書をコピーやスキャン等により複製される場合は，そのつど事前に出版者著作権管理機構(電話 03-5244-5088，FAX 03-5244-5089，e-mail：info@jcopy.or.jp)の許諾を得てください．